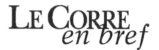

LE CORRE
en bref

RÉDUIRE SES COTISATIONS DE LA C.S.S.T. PAR TRANSFERTS ET PARTAGES DE COÛTS :
mode d'emploi

volume 5

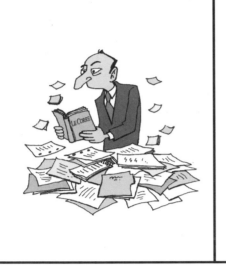

LE CORRE
en bref

RÉDUIRE SES COTISATIONS DE LA C.S.S.T. PAR TRANSFERTS ET PARTAGES DE COÛTS :
mode d'emploi

volume 5

Reine Lafond,
Mylène Lussier et
Geneviève Mercier

2550, boul. Daniel Johnson, bureau 650
Laval, Québec H7T 2L1
Téléphone : (450) 973-4020
Télécopieur : (450) 973-4010
www.lecorre.com

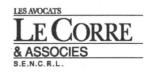

LES AVOCATS
LE CORRE
& ASSOCIES
S.E.N.C.R.L.

ㅌㅌ **ÉDITIONS YVON BLAIS**
UNE SOCIÉTÉ THOMSON

Le catalogage de cette publication est disponible auprès de Bibliothèque et Archives Canada.

Nous reconnaissons l'aide financière du gouvernement du Canada accordée par l'entremise du Programme d'aide au développement de l'industrie de l'édition (PADIÉ) pour nos activités d'édition.

© Les Éditions Yvon Blais Inc., 2008
C.P. 180 Cowansville (Québec) Canada
Tél. : (450) 266-1086   Fax : (450) 263-9256
Site Internet : www.editionsyvonblais.com

Dépôt légal : 3e trimestre 2008
Bibliothèque et Archives nationales du Québec
Bibliothèque et Archives Canada

ISBN : 978-2-89635-190-9

LA COLLECTION LE CORRE EN BREF

La gestion de vos ressources humaines ou celle de votre dossier de santé et sécurité du travail requiert du temps et de l'énergie. L'objectif de la *Collection Le Corre en bref* est de vous faire gagner de ce précieux temps en vous offrant des réponses claires concernant vos droits et obligations. Elle vise à vous renseigner de façon simple et concise sans vous égarer dans les dédales du droit et de la jurisprudence.

La *Collection Le Corre en bref* comporte une série de fascicules portant sur des sujets choisis en fonction des questions les plus fréquemment posées aux avocats de notre cabinet, dans leur pratique quotidienne. Les réponses qu'ils contiennent vous orienteront vers la prise de décisions justes et efficaces. La formule utilisée : des exemples concrets reflétant les tendances de ce qui est permis et de ce qui ne l'est pas, le tout ponctué de modèles.

Dans la *Collection Le Corre en bref*, nous attirons votre attention sur les symboles suivants :

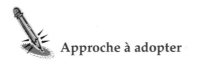 **Approche à adopter**   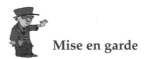 **Mise en garde**

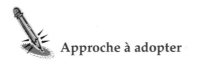 **À retenir**

Nous espérons que cette collection saura vous plaire.

VII

TABLE DES MATIÈRES

INTRODUCTION 1

PARTIE I – L'ABC DES SOMMES PORTÉES AU
DOSSIER DE L'EMPLOYEUR 3

1. Un élément majeur dans le calcul de la cotisation
   de la C.S.S.T. 3

2. Comment l'employeur est informé des sommes
   portées à son dossier 5

3. La règle générale pour l'accident du travail 6

4. La règle générale pour la maladie professionnelle 7

5. Les exceptions : le transfert et le partage de coûts 7

6. Comment sont traitées les demandes de transferts
   et de partages de coûts par la C.S.S.T. 8

🦅 À RETENIR 10

PARTIE II – L'ACCIDENT DU TRAVAIL ATTRIBUABLE
À UNE PERSONNE EXTERNE 11

1. Le tiers et sa contribution 13

2. L'injustice 15

3. Liste de contrôle 18

   – Transfert de coûts lorsque l'accident du travail est
     attribuable à un tiers 18

4. Modèle... 19

   – Demande de transfert de coûts 19

5. Cas vécus.. 21

   – Transfert de coûts accordé 21

   – Transfert de coûts refusé......................... 23

🦅 **À RETENIR** 24

PARTIE III – LA MALADIE PROFESSIONNELLE ASSOCIÉE À PLUS D'UN EMPLOYEUR................ 25

1. L'identification des autres employeurs............... 26

2. Le travail de nature à engendrer la maladie professionnelle 27

3. Liste de contrôle................................... 29

   – Partage de coûts lorsque le travailleur a exercé, pour le compte de plus d'un employeur, un travail de nature à engendrer sa maladie professionnelle 29

4. Modèle... 30

   – Demande de partage de coûts 30

5. Cas vécus.. 32

   – Partage de coûts accordé......................... 32

   – Partage de coûts refusé 33

🦅 **À RETENIR** 34

PARTIE IV – LA LÉSION PROFESSIONNELLE DUE AUX SOINS, À L'OMISSION DE SOINS OU À LA RÉADAPTATION 35

1. L'importance de la décision d'admissibilité 37

2. La nécessité d'une « nouvelle » lésion 38

3. La preuve de la relation 39

4. Liste de contrôle 44

   – Transfert de coûts associés à une lésion due aux soins, à l'omission de soins ou à la réadaptation 44

5. Modèles 46

   – Demande de transfert de coûts 46

   – Mandat d'expertise 48

6. Cas vécus 49

   – Transfert de coûts accordé 49

   – Transfert de coûts refusé 52

À RETENIR 54

PARTIE V – L'ABSENCE D'INCAPACITÉ À EXERCER SON EMPLOI AU-DELÀ DE LA JOURNÉE OÙ S'EST MANIFESTÉE LA LÉSION PROFESSIONNELLE 55

1. L'économie sur les frais d'assistance médicale 56

2. L'emploi du travailleur et l'assignation temporaire 56

3. Les absences au-delà de la journée où s'est manifestée la lésion professionnelle 58

4. Liste de contrôle 59

    –   Transfert des coûts d'assistance médicale à la suite
        d'une lésion professionnelle ne rendant pas le
        travailleur incapable d'exercer son emploi au-delà
        de la journée où s'est manifestée la lésion 59

5. Modèle 60

    –   Demande de transfert de coûts 60

6. Cas vécus 62

    –   Transfert de coûts accordé 62

    –   Transfert de coûts refusé 63

        À RETENIR 65

PARTIE VI – LE TRAVAILLEUR DÉJÀ HANDICAPÉ
AU MOMENT DE SA LÉSION PROFESSIONNELLE 67

1. Le handicap 68

2. La préexistence du handicap 70

3. L'effet du handicap préexistant sur la lésion
    professionnelle 72

    a) Le handicap préexistant a joué un rôle sur la
        survenance de la lésion professionnelle 73

    b) Le handicap préexistant a joué un rôle sur les
        conséquences de la lésion professionnelle 76

    c) Le handicap préexistant a joué un rôle sur la
        survenance de la lésion professionnelle et sur
        ses conséquences 77

4.   Le pourcentage de partage de coûts 78

5.   Liste de contrôle 81

   –   Partage de coûts en raison d'un handicap
       préexistant 81

6.   Modèle 83

   –   Demande de partage de coûts 83

7.   Cas vécus 87

   –   Partage de coûts accordé 87

   –   Partage de coûts refusé 90

   À RETENIR 92

PARTIE VII – L'INJUSTICE À SUPPORTER LES
COÛTS D'UNE LÉSION PROFESSIONNELLE 93

1.   La condition personnelle qui survient au cours
     de l'évolution de la lésion professionnelle 96

2.   L'interruption de l'assignation temporaire 98

3.   La négligence et l'absence de collaboration
     du travailleur 101

   a)   La négligence à l'origine de la lésion
        professionnelle 101

   b)   L'absence de collaboration dans le suivi du dossier . . 103

4.   Le traitement médico-administratif du dossier 104

   a)   Par la C.S.S.T. 104

b) Par le médecin traitant ou le système de santé 107

5. **La situation hors du contrôle de l'employeur** 109

6. **Liste de contrôle** 110

   – Transfert de coûts en raison d'une obération
     injuste 110

7. **Modèle** 113

   – Demande de transfert de coûts 113

8. **Cas vécus** 117

   – Transfert de coûts accordé 117

   – Transfert de coûts refusé 122

   À RETENIR 127

PARTIE VIII – LE DÉSASTRE 129

1. **Les conditions d'application** 129

2. **Liste de contrôle** 131

   – Transfert de coûts à la suite d'un désastre 131

3. **Modèle** 132

   – Demande de transfert de coûts 132

4. **Cas vécus** 134

   – Transfert de coûts refusé 134

   À RETENIR 136

PARTIE IX – CONSEILS AUX INITIÉS 137

1. Le refus de la C.S.S.T. : une étape du processus 138

2. La contestation médicale 139

3. La contestation administrative 141

4. Les étapes essentielles durant le suivi du dossier. 142

5. L'impact d'un transfert ou d'un partage de coûts sur
   vos décisions. 144

6. Les délais prévus à la loi et les autres délais 145

   a) Les délais prévus à la loi. 145

   b) La demande soumise hors délai en raison de
      motifs raisonnables 146

   c) La demande soumise à la suite de la découverte
      d'un fait essentiel 148

7. Modèle. 150

   – Consentement du travailleur à la divulgation
     d'informations médicales 150

8. Tableau récapitulatif des délais prévus à la loi 151

   À RETENIR 153

MOT DE LA FIN 155

RÉFÉRENCES DES DÉCISIONS CITÉES 157

INDEX ANALYTIQUE 171

NOS PUBLICATIONS 183

INTRODUCTION

Réduire la cotisation de la Commission de la santé et de la sécurité du travail (C.S.S.T.) est un enjeu stratégique et prioritaire pour la majorité des entreprises du Québec. La performance en matière de santé et de sécurité du travail est fondée sur le nombre d'accidents et, lorsqu'il en survient, sur les sommes que la C.S.S.T. verse aux travailleurs pour les indemniser. Chaque dollar versé à un travailleur accidenté est porté au dossier financier de l'employeur et généralement utilisé pour le calcul de sa cotisation. Pour la réduire le plus possible, l'employeur doit minimiser les coûts portés à son dossier financier. La loi permet, par des mécanismes de transferts et de partages, que certains coûts générés par des lésions professionnelles soient retirés du dossier de l'employeur.

Le présent document expose les divers motifs permettant d'obtenir un transfert ou un partage de coûts. Chaque motif fait l'objet d'une partie spécifique dans laquelle vous trouverez un énoncé des conditions d'application, des explications simples, une liste de contrôle concernant les éléments à inscrire dans une demande de transfert ou de partage de coûts, un modèle de demande de transfert ou de partage de coûts et des exemples tirés de cas vécus. Nous avons pris le soin d'identifier pour vous des indices concrets à repérer dans vos dossiers et qui devraient vous orienter vers les démarches de transfert ou de partage appropriées.

Certains motifs de transfert ou de partage de coûts requièrent une preuve médicale détaillée. La lecture de ce fascicule ne fera pas de vous des experts en médecine mais, nous le souhaitons, vous permettra de déceler avec justesse les cas où l'obtention d'un avis médical est nécessaire et constitue un bon investissement.

De même, compte tenu de la particularité du sujet traité, nous avons choisi d'inclure à la fin du présent ouvrage des références aux décisions des tribunaux. Ainsi, même si le texte est complet en soi, nos lecteurs pourront se référer à une jurisprudence pertinente et à jour, au besoin.

Pour ceux qui désirent en savoir plus sur les régimes de tarification ou sur l'impact financier des lésions professionnelles, nous vous référons à notre livre *Lésions professionnelles : contrôle de l'abus et des coûts – Tout ce que l'employeur doit savoir*, par Reine Lafond, Catherine Bergeron et Marc-André Laliberté, publié en 2006 aux Éditions Yvon Blais.

Enfin, nous tenons à préciser que le présent fascicule ne constitue en rien une opinion juridique. Il se veut un outil de vulgarisation et d'information fondé sur les tendances que nous avons observées dans les décisions des tribunaux, et celles-ci sont rarement unanimes.

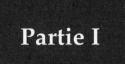

Partie I

L'ABC DES SOMMES PORTÉES AU DOSSIER DE L'EMPLOYEUR

1. UN ÉLÉMENT MAJEUR DANS LE CALCUL DE LA COTISATION DE LA C.S.S.T.

Les employeurs financent entièrement les coûts du régime d'indemnisation des accidents du travail et des maladies professionnelles. La C.S.S.T. fonctionne un peu comme un assureur privé qui perçoit des primes de l'employeur pour l'assurance collective qu'il offre à ses salariés.

Lorsque l'un de vos travailleurs subit un accident du travail ou une maladie professionnelle, toutes les sommes que la C.S.S.T. débourse pour compenser cette lésion sont portées à votre dossier financier. Dans le jargon de la C.S.S.T., on dit que les coûts des lésions professionnelles sont « imputés » au dossier financier de l'employeur.

La C.S.S.T. appelle « tarification » le processus par lequel elle calcule vos cotisations. Il existe trois modes de calcul de la cotisation à la C.S.S.T., en d'autres termes, trois régimes de tarification :

- ✓ le taux de l'unité ;

- ✓ le taux personnalisé ;

- ✓ le régime rétrospectif.

Si votre entreprise est soumise au taux personnalisé ou au régime rétrospectif, l'imputation de sommes à votre dossier financier influence, à différents degrés, la cotisation que vous payez à la C.S.S.T. Il en va de même si votre entreprise est membre d'une mutuelle de prévention.

Aux fins du calcul de la cotisation, la C.S.S.T. tient compte des risques de lésions professionnelles associés aux activités de l'employeur (art. 284.1 L.A.T.M.P.). Ainsi, la cotisation doit être le reflet des risques qu'un employeur peut prévenir et gérer. Dans ce processus, la C.S.S.T. vise à s'assurer que chaque employeur lui verse une cotisation équitable par rapport à l'ensemble des employeurs. Le financement des lésions professionnelles est donc, en principe, fondé sur l'équité.

D'ailleurs, la C.S.S.T. s'est dotée d'une structure de classification qui définit des unités (art. 297 et 454 L.A.T.M.P.). Chaque unité correspond à un secteur d'activité et vise, en théorie, à regrouper des employeurs dont les activités présentent des risques de lésions similaires. Ce qu'il faut savoir quant à la classification, c'est qu'elle est le point de départ du calcul de la cotisation. À chaque unité correspond un taux qui sera utilisé dans le calcul de la cotisation. Chaque employeur est classé dans une unité ou dans plusieurs unités selon les activités qu'il exerce dans son entreprise en vertu du *Règlement concernant la classification des employeurs, les déclarations de salaires et les taux de cotisation*[1]. Le taux de l'unité dans laquelle est classé un employeur par la C.S.S.T. de même que les coûts imputés à son dossier sont des variables qui, selon le régime de tarification applicable, peuvent influencer le montant de la cotisation.

Dans certaines situations, il est inéquitable qu'un employeur supporte en tout ou en partie les coûts d'un accident du travail ou d'une maladie professionnelle et en paie la facture. Par exemple, c'est le cas si un accident du travail est attribuable à une personne étrangère à votre entreprise, et sur laquelle vous n'exercez aucun contrôle.

C'est le cas également si un travailleur se blesse au travail parce que sa condition était déjà fragilisée par un handicap. La lésion survenue dans ces circonstances n'est pas seulement attribuable à vos activités, mais également à la condition personnelle du travailleur, sur laquelle vous n'avez aucun contrôle.

Dans le but de rétablir l'équité, la loi permet de transférer des coûts ou d'en demander le partage avec d'autres employeurs. Les sommes sont transférées ou partagées avec les employeurs d'une unité de classification, de plusieurs unités ou avec l'ensemble des employeurs. Il est donc important de bien connaître toutes les situations qui permettent d'obtenir les transferts et partages de coûts et de savoir comment rédiger et transmettre vos demandes à la C.S.S.T.

Si vous n'êtes pas certain du régime de tarification qui s'applique à votre entreprise, vérifiez directement auprès de la C.S.S.T. Le service aux employeurs peut vous renseigner. Pour des explications plus précises sur le fonctionnement de votre régime de tarification ou sur l'impact financier des lésions professionnelles sur votre cotisation, n'hésitez pas à faire appel à des experts en financement.

> **Sauf pour les employeurs assujettis au taux de l'unité, plus les sommes portées au dossier financier d'un employeur sont importantes, plus sa cotisation au régime de santé et de sécurité du travail sera élevée.**

2.   COMMENT L'EMPLOYEUR EST INFORMÉ DES SOMMES PORTÉES À SON DOSSIER

L'employeur d'un travailleur victime d'une lésion professionnelle reçoit une lettre de la C.S.S.T. lui indiquant qu'il est imputé des sommes versées à la suite de cette lésion. Cette lettre, ou décision initiale d'imputation, est transmise dès que le dossier est accepté par la C.S.S.T. Elle n'indique pas le montant des sommes imputées.

Selon le régime de tarification applicable à l'entreprise, l'employeur reçoit également de la C.S.S.T., périodiquement, différents relevés des sommes portées à son dossier pour chaque lésion professionnelle. Ces documents renseignent sur les montants imputés pour la période couverte par le relevé. Ils indiquent aussi le total cumulatif pour tous les coûts attribuables à une lésion.

Le site Internet de la C.S.S.T., à la section *Guichet C.S.S.T.*, permet également d'avoir accès à de multiples informations relativement aux sommes imputées à un dossier financier. L'employeur peut également y trouver un portrait de l'ensemble des dossiers ouverts à la suite de réclamations produites par ses travailleurs, que les réclamations soient acceptées ou non. Communiquez avec la C.S.S.T. pour y avoir accès.

3. LA RÈGLE GÉNÉRALE POUR L'ACCIDENT DU TRAVAIL

La C.S.S.T. porte au dossier de l'employeur toutes les sommes versées au travailleur victime d'un accident du travail survenu alors qu'il était à son emploi (art. 326, al. 1 L.A.T.M.P.). Vous comprendrez qu'une fin d'emploi, peu importe la raison, ne met pas fin à l'imputation à votre dossier des indemnités qu'un travailleur continue à recevoir de la C.S.S.T.

De même, lorsqu'un travailleur subit une rechute, une récidive ou une aggravation alors qu'il n'est plus à votre emploi, votre dossier financier est quand même imputé des sommes versées par la C.S.S.T. pour cette rechute.

> La rupture du lien d'emploi ne vous empêche pas de faire une demande de transfert ou de partage de coûts, ni de gérer le dossier.

4. LA RÈGLE GÉNÉRALE POUR LA MALADIE PROFESSIONNELLE

La règle générale d'imputation applicable pour la maladie professionnelle prévoit que les sommes versées doivent être portées au dossier de l'employeur pour qui le travailleur a exercé un travail de nature à engendrer la maladie professionnelle (art. 328, al. 1 L.A.T.M.P.).

5. LES EXCEPTIONS : LE TRANSFERT ET LE PARTAGE DE COÛTS

Des règles spécifiques permettant d'obtenir un transfert ou un partage d'une partie ou de la totalité des coûts d'une lésion professionnelle sont prévues à la loi. Tant le transfert que le partage visent à réduire les coûts portés au dossier financier de l'employeur pour ultimement diminuer sa cotisation.

Par transfert de coûts, on entend le déplacement d'une partie ou de la totalité des coûts qui sont reliés à une lésion professionnelle vers un ensemble d'employeurs. Par partage, on entend la répartition des coûts d'une lésion professionnelle entre l'employeur chez qui est survenue la lésion et l'ensemble des employeurs du Québec. La proportion applicable varie d'un dossier à l'autre.

> Certains partages ou transferts de coûts doivent être effectués d'emblée par la C.S.S.T., alors que d'autres ne le sont qu'à la demande de l'employeur. En tout état de cause, vous devez vous assurer que l'imputation la plus favorable possible vous soit accordée pour chacune des réclamations produites par vos travailleurs. Assurez-vous de toujours présenter les demandes pertinentes à la C.S.S.T.

6. COMMENT SONT TRAITÉES LES DEMANDES DE TRANSFERTS ET DE PARTAGES DE COÛTS PAR LA C.S.S.T.

Toutes les demandes de partages et de transferts de coûts adressées à la C.S.S.T. sont acheminées au Centre de partage de l'imputation. Le traitement de ces demandes de partages et de transferts de coûts est soumis à de très longs délais qui se calculent en termes de mois, voire d'années. D'ailleurs, lorsqu'il existe une contestation au dossier, la C.S.S.T. attend généralement qu'elle soit réglée avant d'étudier une demande de l'employeur, sous prétexte que l'issue de la contestation pourrait avoir une influence sur sa décision.

Par le biais du Centre de partage de l'imputation, la C.S.S.T. a pour objectif d'uniformiser le traitement des demandes de partages ou de transferts de coûts provenant des employeurs de toutes les régions du Québec. La C.S.S.T. prévoit également réduire les délais de traitement.

La C.S.S.T. élabore et adopte des politiques administratives internes qui ont pour but d'orienter les agents chargés de l'étude des demandes de partages ou de transferts de coûts. C'est à la lumière de ces politiques qu'ils accordent ou refusent les demandes de transferts ou de partages de coûts.

Les décisions rendues par la C.S.S.T. en matière d'imputation peuvent faire l'objet de demandes de révision, puis de requêtes en contestation à la Commission des lésions professionnelles (C.L.P.). Le processus de contestation est le même que celui qui est applicable en matière d'indemnisation. Toutefois, c'est la division du financement de la C.L.P. (art. 370, par. 1o L.A.T.M.P.) qui disposera d'une requête en contestation d'une décision portant sur l'imputation. Dans cette division, le commissaire siège seul, entend et décide de l'affaire.

> Bien que la C.L.P. ne s'estime pas liée par les politiques administratives de la C.S.S.T. et qu'elle adopte une approche plus généreuse à l'égard des employeurs, ces politiques sont néanmoins suivies par les agents de la C.S.S.T. et entraînent trop souvent le refus de demandes pourtant justifiées. Face à une décision défavorable de la C.S.S.T., il vaut souvent mieux contester.

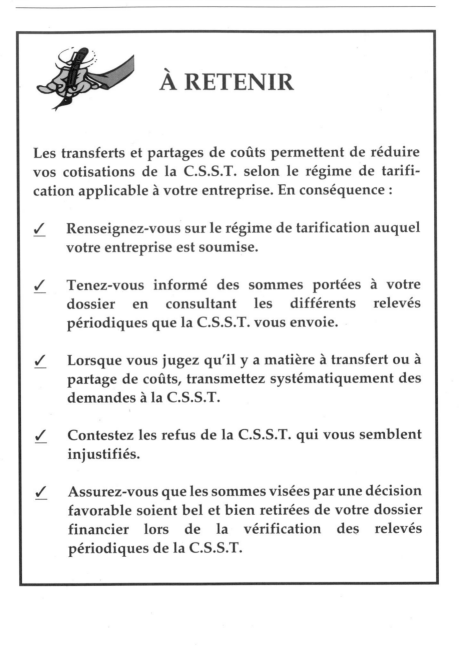

À RETENIR

Les transferts et partages de coûts permettent de réduire vos cotisations de la C.S.S.T. selon le régime de tarification applicable à votre entreprise. En conséquence :

✓ Renseignez-vous sur le régime de tarification auquel votre entreprise est soumise.

✓ Tenez-vous informé des sommes portées à votre dossier en consultant les différents relevés périodiques que la C.S.S.T. vous envoie.

✓ Lorsque vous jugez qu'il y a matière à transfert ou à partage de coûts, transmettez systématiquement des demandes à la C.S.S.T.

✓ Contestez les refus de la C.S.S.T. qui vous semblent injustifiés.

✓ Assurez-vous que les sommes visées par une décision favorable soient bel et bien retirées de votre dossier financier lors de la vérification des relevés périodiques de la C.S.S.T.

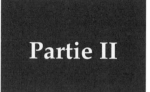

Partie II

L'ACCIDENT DU TRAVAIL ATTRIBUABLE À UNE PERSONNE EXTERNE

Un employeur peut obtenir le transfert de la totalité des sommes portées à son dossier lorsque l'accident du travail dont a été victime un travailleur est attribuable à un tiers (un tiers est une personne étrangère à la relation existant entre le travailleur et son employeur) et qu'il est injuste pour lui d'en assumer les coûts (art. 326, al. 2 L.A.T.M.P.).

Deux concepts entrent en jeu : la contribution majoritaire du tiers et l'injustice que crée l'imputation au dossier de l'employeur. Lorsque le transfert est accordé, les coûts sont retirés du dossier financier de l'employeur et déplacés vers un groupe d'employeurs.

Il arrive souvent que le tiers ne puisse être identifié. Pensons aux cas d'agressions par exemple. Or l'impossibilité pour la C.S.S.T. d'identifier le tiers impliqué n'influence pas le droit de l'employeur au transfert de coûts.

Selon le tiers en cause, les coûts seraient généralement transférés ainsi par la C.S.S.T. :

Tiers responsables	Coûts imputés
Tiers qui est également un employeur	Aux employeurs de l'unité de classification dont fait partie ce tiers employeur

11

Tiers responsables	Coûts imputés
Plusieurs tiers employeurs	Aux employeurs des unités de classification auxquelles appartiennent ces employeurs, proportionnellement à la contribution de chacun
Tiers non employeur ou tiers inconnu	Aux employeurs de toutes les unités de classification (donc à l'ensemble des employeurs québécois inscrits à la C.S.S.T.)
Tiers employeur et tiers non employeur	Aux employeurs de l'unité de classification du tiers employeur et aux employeurs de toutes les unités, proportionnellement à la contribution de chacun

Lorsque le tiers est un employeur, la loi ne prévoit pas la possibilité de porter directement à son dossier les coûts d'un accident[2]. Cependant, nous avons répertorié de rares cas où la C.L.P. a ordonné le transfert de coûts au dossier de l'employeur-tiers plutôt qu'à l'ensemble des employeurs de son unité[3]. La C.L.P. se trouvait cependant devant des lésions graves et une faute de l'employeur-tiers tout aussi grave. Cette approche est toutefois marginale et critiquable.

> Il est prudent d'évaluer l'impact d'une demande de transfert de coûts alléguant que l'accident du travail est attribuable à un tiers si ce dernier est un partenaire d'affaires ou encore un client.

1.   LE TIERS ET SA CONTRIBUTION

Un tiers est une personne physique ou morale étrangère au rapport existant entre le travailleur victime d'un accident du travail et l'employeur de ce travailleur. Il est généralement reconnu qu'un tiers est :

➡ un client[4] ;

➡ un locateur[5] ;

➡ un bénéficiaire dans un centre d'hébergement[6] ou dans un centre hospitalier[7] ;

➡ un bénéficiaire dans un centre de désintoxication[8] ;

➡ un voleur dans un commerce ou une banque[9] ;

➡ un psychologue mandaté par l'employeur pour résoudre un conflit d'ordre professionnel entre deux collègues de travail[10] ;

➡ un élève ou un étudiant[11] ;

➡ le propriétaire d'un animal qui a mordu[12].

Un tiers n'est pas :

➡ un collègue de travail[13] ;

➡ un patron, un supérieur ou un chef d'équipe ;

➡ un animal sauvage qui n'a aucun propriétaire légal[14].

La notion de tiers varie selon les circonstances soumises à l'analyse. Une fois l'existence du tiers prouvée, il faut ensuite démontrer sa contribution.

Le régime d'indemnisation des lésions professionnelles est instauré sans égard à la faute. Ainsi, l'employeur n'a pas à démontrer la responsabilité civile du tiers pour obtenir un transfert de coûts. La preuve exigée est celle de la contribution majoritaire du tiers dans la survenance de l'accident. Par accident « attribuable à un tiers » on entend que ce dernier doit avoir contribué à la survenance de l'accident, par son action ou son omission[15], et ce, de façon majoritaire. La contribution du tiers concerné doit être établie dans une proportion de plus de 50 %[16].

> **Afin de prouver la contribution majoritaire du tiers, vous devez démontrer que vous n'êtes pas responsable de l'accident, ni le travailleur le cas échéant, ou du moins que vos participations ou contributions respectives, considérées ensemble, n'égalent pas celle du tiers.**

Les éléments suivants peuvent servir à établir, selon les circonstances, la contribution majoritaire du tiers :

➡ un rapport d'enquête et d'analyse d'accident ;

➡ un rapport de police ;

➡ un rapport de l'assureur automobile ;

➡ la déclaration d'un témoin ;

➡ un contrat prévoyant la responsabilité du tiers pour l'entretien d'un établissement, d'un chantier, d'un stationnement ;

➡ les déclarations de l'employeur et du travailleur ;

➡ un rapport d'Environnement Canada sur les conditions météorologiques pour une journée donnée, établissant par exemple la chute de pluie verglaçante alors que le tiers a omis d'épandre du sel sur la chaussée.

2.   L'INJUSTICE

Une fois la contribution majoritaire du tiers établie, l'employeur doit prouver que la situation lors de laquelle l'accident s'est produit ne fait pas partie des risques habituels reliés à l'ensemble des activités qu'il exerce. En conséquence, il est injuste qu'il en supporte les coûts.

Des risques sont considérés habituels ou inhérents si le travailleur y est exposé étant donné l'ensemble des activités de l'employeur. Cette notion s'apprécie en fonction de divers éléments, tels que :

➡ la tâche du travailleur ;

➡ la nature des activités de l'employeur ;

➡ les circonstances particulières liées à la survenance de l'accident.

Toutes circonstances exceptionnelles, anormales ou inusitées peuvent démontrer une injustice à imputer les coûts d'un accident du travail au dossier financier de l'employeur. L'injustice est ainsi établie lorsque l'accident qui survient dans des circonstances exceptionnelles sort clairement de la sphère des risques reliés aux activités de l'employeur.

Par exemple, le risque d'être impliqué dans un accident de la route pour un représentant aux ventes qui doit se déplacer entre les établissements de ses différents clients est généralement considéré comme faisant partie de l'ensemble des activités exercées par l'employeur. Cependant, l'accident de la route du même travailleur qui se serait retrouvé au mauvais endroit au mauvais moment, comme dans une poursuite policière, pourrait faire l'objet d'un transfert de coûts, car ces circonstances sont exceptionnelles. Notez que l'accident de la route qui survient dans le cadre du travail est indemnisable par la C.S.S.T., et non par la Société de l'assurance automobile du Québec.

L'employeur qui veut bénéficier d'un transfert de coûts en raison de l'accident attribuable à un tiers peut démontrer les éléments suivants[17] :

1)   Il y a eu un accident du travail.

2)   Il est attribuable à un tiers :

    – dans une proportion de plus de 50 % ;

    – il peut s'agir de l'apport combiné de plusieurs tiers ;

    – l'identité du tiers n'a pas à être établie.

3)   L'imputation est injuste :

    – selon le risque assuré pour chaque employeur ;

    – l'employeur ne doit pas assumer tous les risques susceptibles de se matérialiser ;

    – l'employeur doit assumer le risque lié de manière étroite et nécessaire à ses activités ;

  – le coût d'une lésion résultant de circonstances <u>excep-
    tionnelles, inusitées ou anormales</u> ne doit pas être
    assumé par l'employeur.

Pour illustrer ce qui précède, prenons le cas de deux travailleurs
sur un chantier de construction, qui travaillent derrière un
camion. Le conducteur du camion a contribué majoritairement à
l'accident causant la mort de l'un d'eux. Bien qu'il ait vu les deux
travailleurs circulant derrière son camion, il a fait marche arrière
en se guidant simplement à l'aide de son miroir, heurtant
mortellement l'un d'eux. Il s'agit d'un manquement aux « règles
de sécurité et de prudence élémentaire », déterminant dans la
survenance de l'accident et assimilable à de l'insouciance
téméraire[18]. Le transfert de coûts résultant de l'accident a été
accordé, puisqu'il était clairement injuste que l'employeur du
travailleur décédé en supporte les coûts.

3. LISTE DE CONTRÔLE

– **Transfert de coûts lorsque l'accident du travail est attribuable à un tiers**

LES DÉLAIS

✓ **La demande de transfert de coûts doit être faite dans l'année suivant la <u>date de l'accident du travail</u>.**

Date de l'accident : _____

La demande doit être faite au plus tard le _____

LA DEMANDE

✓ **L'employeur peut motiver sa demande écrite de transfert de coûts par les éléments suivants :**

– les circonstances de l'accident ;

– l'implication du tiers et son statut par rapport à votre entreprise ;

– votre activité économique et votre mission ;

– la contribution majoritaire du tiers à la survenance de l'accident ;

– le fait que l'imputation soit injuste ;

– toutes circonstances exceptionnelles, inusitées ou anormales permettant de conclure que l'accident ne résulte pas des risques reliés à l'ensemble de vos activités.

4. MODÈLE

– Demande de transfert de coûts

[Date]

C.S.S.T. – Direction générale
[Adresse]

[Dossier]

**Demande de transfert de coûts
Accident du travail attribuable à un tiers
(Article 326, al. 2 L.A.T.M.P.)**

Madame, Monsieur,

Par la présente, nous vous demandons d'appliquer les dispositions de l'article 326, al. 2 de la *Loi sur les accidents du travail et les maladies professionnelles* (L.A.T.M.P.) et ainsi procéder au transfert de la totalité des coûts imputés à notre dossier.

L'accident survenu le [date] est attribuable à un tiers et l'imputation à notre dossier des coûts en résultant est injuste.

I - Bref rappel des faits

[Énumérer les faits en vous référant à la liste de contrôle apparaissant à la page précédente.]

II - Notions pertinentes

a) Contribution majoritaire du tiers

Selon la jurisprudence de la Commission des lésions professionnelles, le tiers doit avoir majoritairement contribué à la survenance de l'accident du travail.

...../2

/2

b) Injustice

De plus, il y a injustice à faire supporter les coûts d'un accident du travail attribuable à un tiers à l'employeur au service duquel se trouve le travailleur lorsque l'accident n'est pas relié aux risques particuliers qui se rattachent à l'activité économique exercée, ce qui est le cas en l'espèce.

III - Conclusions

Considérant tout ce qui précède ;

Considérant que le tiers [nom] est majoritairement responsable de l'accident survenu le [date] ;

Considérant qu'il serait injuste pour l'employeur d'assumer les frais découlant de cet accident ;

Considérant que les circonstances de l'accident ne sont pas reliées aux risques qui se rattachent à l'ensemble des activités de l'employeur.

Nous vous demandons de procéder à un transfert de la totalité des coûts reliés à la lésion professionnelle du [date].

Dans l'attente d'une décision de votre part, nous vous prions d'agréer, Madame, Monsieur, l'expression de nos sentiments distingués.

[Nom et signature]

5. CAS VÉCUS

– Transfert de coûts accordé

☞ Technicienne ambulancière ayant subi une lésion professionnelle lorsqu'une camionnette lui a coupé le passage, entraînant une collision. Malgré le fait que le risque soit inhérent aux activités exercées par l'employeur, ce dernier ne pouvait intervenir de façon préventive sur les éléments ayant causé l'accident. L'imputation à son dossier est donc injuste[19].

☞ Caissier dans un commerce de détail ayant subi une lésion professionnelle alors qu'il est agressé par un voleur en fuite. Il ne s'agit pas d'un risque particulier relié aux activités de l'employeur, mais plutôt d'un phénomène de société sur lequel l'employeur n'a aucun contrôle[20].

☞ Messagère ayant subi une lésion professionnelle alors qu'elle est mordue à l'oreille par un singe lors d'une livraison de courrier chez un client. Le propriétaire du singe est un tiers. L'employeur exerce des activités de livraison de courrier et rien dans le fait de subir une morsure par un singe ne peut être associé ni de près ni de loin aux risques inhérents aux activités de l'employeur[21].

☞ Manœuvre sur un chantier de construction ayant subi une lésion professionnelle en recevant sur l'épaule une feuille d'aluminium échappée par le travailleur d'une autre entreprise. La présence de circonstances inhabituelles, soit une zone de danger non délimitée par le travailleur de l'autre entreprise, fait en sorte que l'accident subi ne résulte pas du risque particulier lié aux activités de son employeur[22].

☞ Technicienne en éducation spécialisée responsable d'élèves souffrant de troubles de comportement et ayant subi une lésion professionnelle alors qu'elle immobilisait un élève en crise. Bien que cet élève fasse partie de la clientèle type de l'établissement, il a réagi de façon inhabituelle à ce qui est normalement attendu dans une telle situation[23].

☞ Préposée aux bénéficiaires ayant subi une lésion professionnelle alors qu'elle tentait d'empêcher un patient agressif de quitter le centre hospitalier. Le patient est un tiers. L'agression subie dans un centre hospitalier à vocation générale ne fait pas partie des risques inhérents aux activités exercées par l'employeur[24].

☞ Préposé à l'entretien ménager au service d'une entreprise œuvrant dans ce domaine et ayant subi une lésion professionnelle à la suite d'une agression par un élève alors qu'il est assigné à une école. Le fait de subir une agression dans le cadre de ses fonctions de préposé à l'entretien ménager ne fait aucunement partie des risques inhérents se rattachant à l'activité de l'employeur[25].

– Transfert de coûts refusé

☞ Signaleur sur une piste de « *go-karts* » ayant subi une lésion professionnelle lorsqu'une cliente distraite le frappe avec son véhicule. Les risques d'accident, malgré les précautions prises par l'employeur, ne peuvent être écartés complètement et ils sont reliés à l'ensemble de ses activités[26].

☞ Vendeur et locateur de systèmes de sécurité victime d'un accident de la route attribuable à un tiers en se rendant chez un client. Le déplacement sur les routes est une activité indirectement reliée à la nature de l'entreprise, mais elle est directement reliée à l'exercice même du travail de ce vendeur. L'imputation des coûts à l'employeur n'est donc pas injuste[27].

☞ Portier dans une boîte de nuit ayant subi une lésion professionnelle en prêtant main-forte à un collègue aux prises avec deux clients. La nature des activités exercées par l'employeur qui exploite un bar comporte des risques inhérents. C'est dans le cadre de ce travail que le portier doit intervenir auprès des clients dans les cas de désordre, de bagarre ou auprès de clients en état d'ébriété, ce qui fait partie des risques inhérents aux activités de l'employeur[28].

☞ Employée de magasin ayant subi une fracture de la jambe à la suite d'une chute sur la glace en sortant de son travail. Le stationnement était glacé et son entretien est de la responsabilité du centre commercial dans lequel se trouve le magasin. Toutefois, l'employeur est également fautif, car il connaissait le défaut d'entretien et n'a rien fait pour y remédier. La travailleuse est également fautive, puisqu'elle a couru sur la glace. Il n'y a donc pas de contribution majoritaire du tiers à l'accident[29].

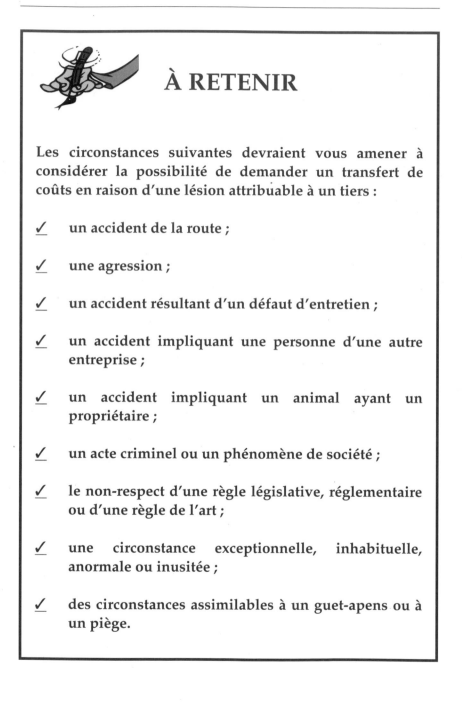

À RETENIR

Les circonstances suivantes devraient vous amener à considérer la possibilité de demander un transfert de coûts en raison d'une lésion attribuable à un tiers :

✓   un accident de la route ;

✓   une agression ;

✓   un accident résultant d'un défaut d'entretien ;

✓   un accident impliquant une personne d'une autre entreprise ;

✓   un accident impliquant un animal ayant un propriétaire ;

✓   un acte criminel ou un phénomène de société ;

✓   le non-respect d'une règle législative, réglementaire ou d'une règle de l'art ;

✓   une circonstance exceptionnelle, inhabituelle, anormale ou inusitée ;

✓   des circonstances assimilables à un guet-apens ou à un piège.

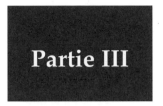

Partie III

LA MALADIE PROFESSIONNELLE ASSOCIÉE À PLUS D'UN EMPLOYEUR

Dans le cas où le travailleur a exercé, pour le compte de plus d'un employeur, un travail de nature à engendrer sa maladie professionnelle, la C.S.S.T. doit procéder à un partage des coûts relatifs à cette maladie (art. 328, al. 1 L.A.T.M.P.). Le partage de coûts se fait entre les différents employeurs proportionnellement à la durée du travail et à l'importance du danger que présentait ce travail chez chacun d'eux par rapport à la maladie professionnelle en cause (art. 328, al. 2 L.A.T.M.P.). Lorsque l'un des employeurs à qui la C.S.S.T. doit attribuer une partie de l'imputation n'existe plus, l'imputation de sa part des coûts sera transférée à l'ensemble des employeurs.

Même si la C.S.S.T. doit d'emblée procéder à un tel partage, il est fréquent de constater que des employeurs supportent l'imputation de la totalité des coûts de maladies, alors que l'historique d'emploi des travailleurs concernés donne ouverture à un partage de coûts. En de pareilles circonstances, il importe de porter toute l'information pertinente à l'attention de la C.S.S.T. et de lui transmettre une demande spécifique visant l'obtention d'un partage de coûts.

Ne soyez pas surpris si les autres employeurs, informés de votre demande de partage de coûts, s'y opposent et tentent de démontrer que l'emploi effectué chez eux par le travailleur n'était pas de nature à engendrer sa maladie. Ils cherchent ainsi à éviter une part de l'imputation des coûts et la facture qui en résulte.

1. L'IDENTIFICATION DES AUTRES EMPLOYEURS

Afin d'identifier les autres employeurs au service desquels le travailleur a exercé un travail de nature à engendrer sa maladie, on doit d'abord se référer à l'*Annexe à la réclamation du travailleur pour maladie professionnelle*. Il s'agit d'un document complémentaire à la réclamation du travailleur, complété par celui-ci à la demande de la C.S.S.T. Dans ce document, le travailleur est invité à préciser son historique d'emploi et les conditions qui, selon lui, sont responsables de sa maladie professionnelle.

Par ailleurs, lorsque le travailleur conteste à la C.L.P. le refus de reconnaître qu'il est victime d'une maladie professionnelle, il doit communiquer à ce tribunal le nom des employeurs pour lesquels il a exercé un travail de nature à engendrer sa maladie[30]. Au terme de cette contestation, si la C.L.P. conclut que le travailleur est victime d'une maladie professionnelle, l'existence de cette liste facilitera la tâche de l'employeur dans la rédaction d'une demande de partage de coûts à la C.S.S.T.

Certains organismes détiennent des informations pertinentes sur l'histoire occupationnelle des travailleurs. Par exemple, la Commission de la construction du Québec tient un registre concernant les travailleurs de cette industrie. Ce registre contient les informations suivantes :

> ✓ les heures travaillées par un travailleur œuvrant dans l'industrie de la construction ;
>
> ✓ les employeurs chez qui le travailleur a exécuté des tâches assujetties ;
>
> ✓ le titre de l'emploi occupé.

Il est également possible de reconstituer l'histoire professionnelle d'un travailleur à partir des données recueillies par la Régie des rentes du Québec.

2. LE TRAVAIL DE NATURE À ENGENDRER LA MALADIE PROFESSIONNELLE

Un partage de coûts est accordé lorsque le dossier de réclamation du travailleur ou la preuve soumise par l'employeur établit que le travail accompli chez les autres employeurs est de nature à engendrer la maladie professionnelle du travailleur. Cette preuve est plus facile à faire lorsque les tâches effectuées par le travailleur chez ses employeurs précédents sont similaires à celles exercées pour le compte de l'employeur qui recherche le partage, ou lorsqu'il y a exposition aux mêmes contaminants.

Le « travail de nature à engendrer la maladie » n'est pas nécessairement un travail qui, dans les faits, a causé la maladie professionnelle. Ceci évite donc des débats interminables sur l'impact réel et actuel de chacun des emplois exercés face à l'évolution d'une lésion[31]. De même, une preuve démontrant que le travailleur a été atteint d'une maladie professionnelle chez plusieurs autres employeurs antérieurs n'est pas nécessaire[32].

Il doit ressortir du dossier non seulement que les titres d'emploi sont similaires, mais que les tâches réellement exercées ailleurs sont de nature à engendrer la maladie professionnelle reconnue.

> **Une analyse minimale des tâches exercées chez les autres employeurs est utile afin de déterminer si elles sont de nature à entraîner la maladie professionnelle reconnue.**

Le partage de coûts est évidemment refusé lorsque l'analyse du dossier révèle que seul le travail effectué chez le dernier employeur est de nature à engendrer la maladie professionnelle.

Inversement, bien que la maladie professionnelle ait été reconnue par la C.S.S.T. au moment de l'analyse de l'admissibilité de la réclamation, la présentation par l'employeur d'une preuve selon laquelle l'emploi exercé chez lui n'était pas de nature à engendrer la maladie reconnue peut lui éviter la totalité de l'imputation des coûts relatifs à la lésion[33]. L'obtention de pareille décision quant aux coûts imputés permet d'écarter indirectement l'impact défavorable du précédent lors de l'analyse de réclamations futures pour maladies professionnelles.

Lorsque le travailleur exerce un emploi associé, par la littérature médicale, à l'apparition de la maladie professionnelle diagnostiquée, l'exercice de ce même emploi chez les employeurs précédents devrait faciliter l'obtention d'un partage de coûts. Cependant, la littérature médicale étant en constante évolution, l'opinion d'un expert médical à ce sujet peut s'avérer fort utile.

Selon une politique administrative interne de la C.S.S.T. fort contestable, la date d'apparition des symptômes marque le début de la période à considérer aux fins de l'imputation. Aux termes de cette politique, il devient impossible de partager l'imputation des coûts avec les employeurs chez qui le travailleur a œuvré avant l'apparition des symptômes de sa maladie, même si les emplois exercés étaient de nature à l'engendrer. La C.L.P. a écarté l'application de cette politique de la C.S.S.T. en la critiquant sévèrement[34], estimant qu'elle ajoute illégalement à la loi un critère qui n'y est pas spécifié[35].

3.   LISTE DE CONTRÔLE

– **Partage de coûts lorsque le travailleur a exercé, pour le compte de plus d'un employeur, un travail de nature à engendrer sa maladie professionnelle**

LES DÉLAIS

✓ **La loi n'impose aucun délai limitant le droit de l'employeur de demander un partage des coûts d'une maladie professionnelle avec d'autres employeurs.**

LA DEMANDE

✓ **L'employeur peut motiver sa demande écrite de partage de coûts par les éléments suivants :**

- les tâches effectuées par le travailleur au sein de votre entreprise ;

- la nature de la maladie professionnelle reconnue ;

- l'exercice par le travailleur d'un travail de nature à entraîner cette maladie professionnelle chez des employeurs précédents ;

- l'exercice chez des employeurs précédents d'un emploi reconnu comme étant à risque d'entraîner la maladie professionnelle reconnue ;

- la durée du travail au sein de votre entreprise et la durée du travail chez les employeurs précédents où le travail exercé était de nature à engendrer la maladie.

4.   MODÈLE

– Demande de partage de coûts

[Date]

C.S.S.T. – Direction générale
[Adresse]

[Dossier]

Demande de partage de coûts
Exercice d'un travail de nature à engendrer la maladie
pour plus d'un employeur
(Article 328, al. 2 L.A.T.M.P.)

Madame, Monsieur,

Par la présente, nous demandons à votre Commission d'appliquer les dispositions de l'article 328, al. 2 de la *Loi sur les accidents du travail et les maladies professionnelles* (L.A.T.M.P.) et ainsi procéder à un partage des coûts imputés à notre dossier.

L'accident survenu le [date] est attribuable à un tiers et l'imputation à notre dossier des coûts en résultant est injuste.

I - Bref rappel des faits

[Énumérer les faits en vous référant à la liste de contrôle apparaissant à la page précédente.]

II - Notions pertinentes

Selon la jurisprudence de la Commission des lésions profession-nelles, l'employeur doit obtenir un partage de coûts en vertu du deuxième alinéa de l'article 328 L.A.T.M.P. lorsque le travailleur a exercé un travail de nature à engendrer sa maladie professionnelle pour plus d'un employeur.

...../2

/2

Dans un tel cas, la C.S.S.T. impute le coût des prestations à tous les employeurs pour qui le travailleur a exercé ce travail, proportionnellement à la durée de ce travail pour chacun de ces employeurs et à l'importance du danger que présentait ce travail chez chacun de ces employeurs par rapport à la maladie professionnelle du travailleur.

III - Conclusions

Considérant tout ce qui précède ;

Considérant que le travailleur s'est vu reconnaître une maladie professionnelle ;

Considérant que le travailleur a exercé un travail de nature à engendrer sa maladie professionnelle chez plus d'un employeur, soit [identifier les employeurs].

Nous vous demandons de procéder à un partage de coûts proportionnellement à la durée de ce travail pour chacun de ces employeurs et à l'importance du danger que présentait ce travail chez chacun de ces employeurs par rapport à la maladie professionnelle du travailleur.

Dans l'attente d'une décision de votre part, nous vous prions d'agréer, Madame, Monsieur, l'expression de nos sentiments distingués.

[Nom et signature]

5.   CAS VÉCUS

– Partage de coûts accordé

☞   Aide domestique atteinte d'un syndrome du canal carpien bilatéral. Ce travail ne peut avoir causé, produit, provoqué ou avoir eu pour conséquence la maladie professionnelle, car cette maladie était déjà présente et diagnostiquée au moment où elle a commencé à travailler chez l'employeur. Comme la travailleuse n'a pas exercé chez l'employeur un travail de nature à engendrer sa maladie, il ne doit pas être imputé du coût des prestations reliées à cette maladie[36].

☞   Monteur de structures d'acier depuis 1987 chez différents employeurs, ayant subi en 2006 des maladies professionnelles : tendinite et déchirures de la coiffe des rotateurs des épaules. Aucun coût n'est imputé à l'employeur au service duquel se trouvait le travailleur au moment où il a produit sa réclamation, puisque ce dernier y exerçait plutôt des tâches de soudure. Cet emploi n'est pas de nature à engendrer les maladies professionnelles reconnues[37].

☞   Pompier depuis 1979, atteint de surdité professionnelle qui s'est manifestée en 2005. De 1973 à 1979, il a été électricien en construction pour le compte d'un autre employeur. Il a donc été exposé à un environnement bruyant de 1973 à 2005. Son travail d'électricien représente cependant moins de 20 % de sa vie professionnelle. Ainsi, seulement 0,03 % des coûts reliés à la maladie professionnelle est imputé à cet employeur antérieur[38].

☞ Coordonnatrice à la paie atteinte d'un syndrome du canal carpien en 2003 en raison de risques particuliers reliés à son travail, à savoir un poste sans possibilité d'ajustement ergonomique. Cet emploi était occupé depuis 1965, mais c'est en 2000 que l'employeur s'est porté acquéreur de l'établissement où œuvrait la travailleuse. Ainsi, puisque la travailleuse n'a exercé son emploi chez le nouvel acquéreur que durant 37 mois, ce dernier n'est imputé que de 8,25 % des coûts (37 mois sur 448 mois durant lesquels la travailleuse a exécuté un travail de nature à engendrer sa maladie, de 1965 à 2003)[39].

– Partage de coûts refusé

☞ Mécanicien et gérant de la maintenance chez l'employeur de 1978 à 2002 ayant subi une maladie professionnelle sous forme de mésothéliome malin au poumon en raison de l'exposition à la fibre d'amiante. L'employeur doit assumer la totalité des coûts, puisqu'il n'y a pas de preuve d'exposition à l'amiante chez le seul autre employeur précédent identifié. L'exposition à la fibre d'amiante aurait eu lieu uniquement chez l'employeur[40].

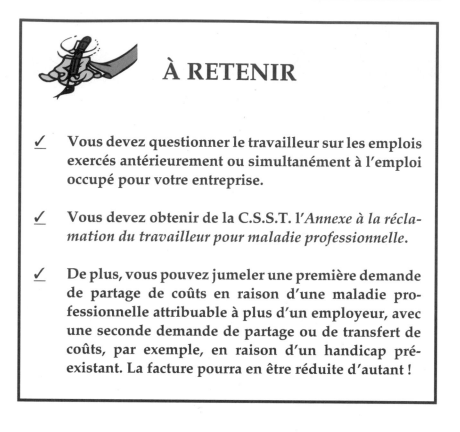

À RETENIR

✓ Vous devez questionner le travailleur sur les emplois exercés antérieurement ou simultanément à l'emploi occupé pour votre entreprise.

✓ Vous devez obtenir de la C.S.S.T. l'*Annexe à la réclamation du travailleur pour maladie professionnelle*.

✓ De plus, vous pouvez jumeler une première demande de partage de coûts en raison d'une maladie professionnelle attribuable à plus d'un employeur, avec une seconde demande de partage ou de transfert de coûts, par exemple, en raison d'un handicap préexistant. La facture pourra en être réduite d'autant !

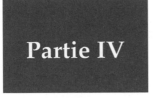

Partie IV

LA LÉSION PROFESSIONNELLE DUE AUX SOINS, À L'OMISSION DE SOINS OU À LA RÉADAPTATION

La lésion qui survient en raison des soins pour traiter une première lésion professionnelle acceptée par la C.S.S.T. ou en raison de l'omission de recevoir de tels soins est une nouvelle lésion professionnelle (art. 31 L.A.T.M.P.). La « nouvelle » lésion survenue dans le cadre d'activités de réadaptation est également indemnisable par la C.S.S.T. à ce titre.

Lorsque la nouvelle lésion professionnelle est reconnue comme étant survenue par le fait ou à l'occasion de soins, de leur omission ou d'activités de réadaptation, l'employeur bénéficie automatiquement d'un transfert de coûts (art. 327, par. 1° L.A.T.M.P.). La C.S.S.T. ne peut refuser le transfert[41]. En fait, seules la nature et la partie des coûts qu'elle transfère à l'ensemble des employeurs peuvent faire l'objet d'une appréciation de sa part.

> **Lors de la vérification de vos relevés périodiques d'imputation ou de la gestion au quotidien de vos dossiers, vous devez vous assurer que le transfert auquel vous avez droit est bel et bien effectué.**

Les décisions de la C.S.S.T. sur l'admissibilité de ces nouvelles lésions sont rarement claires quant au lien existant avec les soins ou la réadaptation. Il revient donc à l'employeur, dans la très forte majorité des cas, de transmettre une demande de transfert de coûts à la C.S.S.T. Cette demande doit établir l'existence d'une « nouvelle » lésion dissociable de la première, et la responsabilité des soins, de l'omission de soins ou d'une activité de réadaptation dans son apparition.

Les sommes versées par la C.S.S.T. en raison d'une lésion professionnelle due aux soins, à l'omission de soins ou à des activités de réadaptation sont transférées à l'ensemble des employeurs, pour des périodes qui varient selon les faits propres à chaque dossier. Le transfert de la totalité des coûts de la nouvelle lésion s'effectue généralement à compter de :

✓ la date réelle de consolidation sans limitation fonctionnelle de la lésion d'origine ;

✓ la date prévisible de consolidation sans limitation fonctionnelle de la lésion d'origine (souvent de l'avis du médecin expert de l'employeur) ;

✓ la date d'apparition de la lésion due aux soins ou à l'omission de soins ;

✓ la date à laquelle le traitement responsable de la « nouvelle » lésion a été administré.

Parfois, seuls les coûts de l'assistance médicale rendue nécessaire pour traiter la « nouvelle » lésion sont transférés à l'ensemble des employeurs, notamment lorsque les conséquences de la première et de la deuxième lésion sont difficilement dissociables ou que les deux lésions ont évolué en même temps[42]. Le montant forfaitaire accordé en raison d'une atteinte permanente découlant de la « nouvelle » lésion est, règle générale, transféré à l'ensemble des employeurs.

1. L'IMPORTANCE DE LA DÉCISION D'ADMISSIBILITÉ

L'employeur peut être informé de l'existence d'une nouvelle lésion par le contenu des rapports médicaux d'évolution émis par le médecin qui a charge, d'où la pertinence de les obtenir systématiquement et l'importance d'en comprendre le contenu. Lorsque la C.S.S.T. se prononce sur l'admissibilité d'un nouveau diagnostic en relation avec la lésion d'origine, elle ne précise que rarement s'il s'agit d'une lésion due aux soins ou à l'omission de soins ou à des activités prescrites dans le cadre des traitements ou du plan individualisé de réadaptation. Si vous croyez que c'est le cas, vous aurez tout avantage à contester la décision d'admissibilité afin de faire déclarer par les instances de révision que cette nouvelle lésion est due aux soins ou à l'omission de soins ou à des activités de réadaptation, et ainsi visée par l'article 31 L.A.T.M.P. Le cas échéant, vous obtiendrez d'emblée un transfert automatique des coûts qui y sont reliés.

Par ailleurs, la C.S.S.T. ne se prononce pas systématiquement sur l'admissibilité d'un nouveau diagnostic à titre de lésion professionnelle.

Devant la découverte d'un nouveau diagnostic figurant sur un rapport du médecin traitant, vous avez tout intérêt à vérifier si ce nouveau diagnostic correspond à une nouvelle lésion visée par l'article 31 L.A.T.M.P. Le cas échéant, vous demanderez à la C.S.S.T. de rendre une décision concernant ce diagnostic et déclarant spécifiquement qu'il s'agit d'une lésion visée par l'article 31 L.A.T.M.P. Si votre démarche porte fruit, vous aurez d'emblée droit au transfert de coûts recherché.

L'absence de décision de la C.S.S.T. portant sur l'application de l'article 31 L.A.T.M.P. n'empêche pas l'employeur d'obtenir le transfert de coûts prévu à l'article 327 L.A.T.M.P.[43]. De même, le fait que la C.S.S.T. ait rendu une décision d'admissibilité reconnaissant un lien entre la « nouvelle » lésion et la lésion initiale n'empêche pas non plus l'employeur de faire préciser ultérieurement qu'il s'agit d'une lésion au sens de l'article 31 L.A.T.M.P.[44].

L'admissibilité d'une lésion spécifiquement reconnue sous l'angle de l'article 31 L.A.T.M.P. facilite grandement la démarche de l'employeur et lui garantit le transfert de coûts, d'où l'importance à y accorder.

2.   LA NÉCESSITÉ D'UNE « NOUVELLE » LÉSION

La lésion permettant le transfert de coûts doit être distincte de la lésion professionnelle d'origine. Aussi, la simple complication ou l'évolution défavorable de la lésion d'origine, sans nouvelle lésion à proprement parler, ne donne pas droit au transfert de coûts dont il est question ici[45].

Pendant longtemps, on a jugé qu'une conséquence prévisible de la lésion professionnelle d'origine ne pouvait constituer une lésion due aux soins ou à l'omission de soins. La jurisprudence des dernières années nuance de façon importante cette approche pour le plus grand bénéfice des employeurs[46]. Ainsi, exclure toute conséquence prévisible équivaudrait à confiner l'application du transfert de coûts aux « phénomènes peu ou pas connus médicalement[47] ». En effet, étant donné l'avancement médical, la majorité des conséquences d'un traitement sont maintenant prévisibles, bien que certaines soient moins communes.

> **Vous devez vous demander si la nouvelle lésion est dissociable de la première lésion ou des soins reçus pour la traiter.**

La lésion qui donne droit au transfert de coûts peut être celle qui, bien qu'étant une complication possible, n'est pas une conséquence certaine ou habituelle du traitement prodigué[48]. Cette interprétation démontre l'importance pour l'employeur de bien documenter son dossier, notamment par une preuve médicale étoffée afin de démontrer l'existence d'une lésion « dissociable » de la lésion professionnelle d'origine et la relation entre la nouvelle lésion et les soins reçus ou l'omission de soins.

3.   LA PREUVE DE LA RELATION

La relation avec les soins reçus ou l'absence de soins ou avec les activités de réadaptation, de même que le caractère dissociable de la « nouvelle » lésion avec la lésion d'origine peuvent être établis par le biais d'un dossier d'hospitalisation. Par exemple, le dossier peut démontrer la présence de complications anormales à une chirurgie ayant entraîné une seconde lésion. Ce dossier peut convaincre la C.S.S.T. de l'existence d'une lésion due aux soins.

La preuve d'une lésion dissociable de la lésion professionnelle d'origine, de même que la preuve de la relation entre cette lésion secondaire et les soins reçus, l'omission de soins ou les activités de réadaptation, nécessitent souvent l'opinion d'un expert médical. La C.L.P. exige généralement une preuve médicale étoffée et fondée sur le cas examiné plutôt que sur une simple hypothèse.

Vous devriez soumettre à votre médecin-conseil le dossier médical complet du travailleur concernant les lésions en cause afin que ce dernier puisse y trouver les fondements d'une opinion claire et probante.

C'est souvent le médecin-conseil de l'employeur qui décèle l'existence d'une « nouvelle » lésion due aux soins, à l'omission de soins ou à la réadaptation. Son opinion permet non seulement d'établir le droit au transfert de coûts, mais également les modalités d'application.

Les interrogations de l'employeur face aux soins que reçoit un travailleur pour une lésion professionnelle doivent toujours être portées à l'attention de son médecin-conseil, que ce soit dans le cadre d'une expertise médicale (art. 209 L.A.T.M.P.) ou encore par le biais d'une demande d'étude du dossier médical.

L'employeur peut tenter d'obtenir un transfert de coûts dans les cas suivants :

➡ une « nouvelle » lésion survient par le fait ou à l'occasion des soins reçus, tels :

– une intervention chirurgicale[49] ;

– des traitements conservateurs de physiothérapie, d'ergothérapie, etc.[50] ;

– la prise de médication[51] ;

– la réalisation d'un examen ou d'une investigation diagnostique[52] ;

– une immobilisation d'un membre[53] ;

    – une infiltration[54] ;

    – l'utilisation de supports thérapeutiques (béquilles, orthèses)[55] ;

➡ une « nouvelle » lésion survient par le fait ou à l'occasion de l'omission de soins pour les motifs suivants :

    – un retard à poser le diagnostic approprié[56] ;

    – un retard ou une absence de prescription des soins appropriés[57] ;

    – une mauvaise technique de soins[58] ;

➡ une « nouvelle » lésion survient par le fait d'une activité prescrite dans le cadre des traitements médicaux ou du plan individualisé de réadaptation, tels :

    – un programme de réentraînement[59] ;

    un stage[60] ;

    – des tests pour l'adaptation d'un véhicule[61].

En ce qui concerne la lésion qui survient « à l'occasion » des soins ou d'une activité prescrite dans le cadre du traitement de la lésion professionnelle d'origine ou du plan individualisé de réadaptation, le droit à la reconnaissance d'une lésion professionnelle au sens de l'article 31 L.A.T.M.P. dépend des faits particuliers de chaque cas[62]. L'analyse du lien entre la lésion et l'activité accomplie est fondée sur des critères similaires à ceux développés pour l'accident survenu « à l'occasion du travail ». Pour un exposé de ces critères, consultez notre ouvrage *Lésions professionnelles : contrôle de l'abus et des coûts – Tout ce que l'employeur doit savoir*, publié en 2006 aux Éditions Yvon Blais.

À moins de circonstances particulières, la demande de transfert de coûts sera vraisemblablement refusée dans les situations suivantes :

✓ Lorsqu'il n'y a pas de nouvelle lésion :

– devant la seule évolution défavorable de la lésion professionnelle d'origine[63] ;

– lorsque la nouvelle lésion alléguée est indissociable de la première lésion et/ou du traitement prodigué[64].

✓ Lorsqu'il n'y a pas de preuve probante de relation entre la nouvelle lésion et les soins, l'omission de soins ou une activité prescrite pour le traitement de la lésion d'origine[65].

✓ Lorsque le travailleur refuse ou omet de se soumettre au traitement recommandé ou tarde à rechercher les soins médicaux appropriés[66].

Généralement, le refus de la C.L.P. d'accorder le transfert de coûts est justifié par une absence de preuve médicale sérieuse. Vous avez tout à gagner à obtenir des avis médicaux étoffés, vu la nature médicale de ce motif de transfert de coûts.

Voici certains diagnostics qui devraient vous inciter à enquêter sur l'existence d'une lésion due aux soins ou à l'omission de soins :

✓ algodystrophie réflexe   ✓ lésion psychologique
✓ ankylose   ✓ mal-union
✓ capsulite   ✓ nécrose
✓ cellulite   ✓ ostéomyélite
✓ déhiscence   ✓ pachyméningite
✓ déplacement d'une fracture   ✓ pseudarthrose
✓ infection   ✓ syndrome douloureux régional complexe

Les situations suivantes devraient également vous inciter à enquêter sur l'existence d'une lésion due aux soins ou à l'omission de soins :

➡ attente d'un rendez-vous avec un spécialiste ;

➡ diagnostics changeants d'une visite médicale à une autre ;

➡ période d'hospitalisation plus longue que prévue ;

➡ plaintes du travailleur concernant l'absence de traitement ;

➡ plaintes du travailleur concernant les douleurs ressenties lors des traitements de physiothérapie, d'ergothérapie ou autres.

4. LISTE DE CONTRÔLE

– Transfert de coûts associés à une lésion due aux soins, à l'omission de soins ou à la réadaptation

LES DÉLAIS

✓ La loi n'impose aucun délai limitant le droit de l'employeur de demander que les coûts d'une lésion professionnelle due aux soins, à l'omission de soins ou à la réadaptation soient transférés à l'ensemble des employeurs.

LA DEMANDE

L'employeur peut motiver sa demande écrite de transfert de coûts par les éléments suivants :

1. **Admissibilité d'une lésion professionnelle au sens de l'article 31 L.A.T.M.P. :**

   – l'existence d'une « nouvelle » lésion dissociable de la lésion professionnelle d'origine ;

   – l'existence de soins reçus pour la lésion professionnelle d'origine, de l'omission de soins appropriés pour le traitement de cette lésion ou d'activités de réadaptation ;

   – une preuve médicale de relation entre les soins, l'omission de soins ou les activités de réadaptation et la « nouvelle » lésion.

2.   Droit au transfert de coûts :

–   l'existence d'une lésion professionnelle (au sens de l'article 31 L.A.T.M.P.) reconnue comme telle par la C.S.S.T. ou ses instances de révision ;

OU

–   en l'absence de décision de la C.S.S.T. reconnaissant l'existence d'une lésion au sens de l'article 31 L.A.T.M.P., les éléments mentionnés au point 1 ci-dessus ;

ET, dans les deux cas :

–   une preuve médicale sur les conséquences normales de la lésion d'origine, n'eût été la nouvelle lésion, qui permettra de déterminer la nature et l'étendue des coûts à être transférés à l'ensemble des employeurs.

5.   MODÈLES

– Demande de transfert de coûts

[Date]

C.S.S.T. – Direction générale
[Adresse]

[Dossier]

**Demande de reconnaissance d'une lésion professionnelle due
aux soins, à l'omission de soins ou à la réadaptation,
et de transfert de coûts
(Articles 31 et 327, par. 1º L.A.T.M.P.)**

Madame, Monsieur,

Par la présente, nous demandons à votre Commission d'appliquer les dispositions des articles 31 et 327, par. 1º de la *Loi sur les accidents du travail et les maladies professionnelles* (L.A.T.M.P.) et ainsi de procéder au transfert de coûts imputés à notre dossier.

I - Bref rappel des faits

[Énumérer ici les faits pertinents à la demande en précisant la lésion professionnelle reconnue de même que celle qui découle des soins. De plus, il est important de citer les passages de l'avis médical écrit obtenu de votre médecin-conseil qui confirme l'existence de la nouvelle lésion découlant des soins reçus, de l'omission de soins ou d'activités de réadaptation.]

II - Notions pertinentes

L'article 327, par. 1º L.A.T.M.P. est sans équivoque : les sommes déboursées par la C.S.S.T. à la suite d'une lésion professionnelle visée par l'article 31 L.A.T.M.P. sont imputées aux employeurs de toutes les unités.

...../2

/2

Bien qu'aucune décision en vertu de l'article 31 L.A.T.M.P. n'ait été rendue par la C.S.S.T. dans le présent dossier, cette omission n'empêche pas l'employeur de se prévaloir de l'article 327 L.A.T.M.P. et d'obtenir un transfert des coûts lorsque les circonstances du dossier le justifient, comme en l'espèce.

III - Conclusions

Considérant tout ce qui précède ;

Considérant les diagnostics qui prévalent dans le présent dossier, à savoir [énumérer ici les diagnostics reconnus initialement par la C.S.S.T.] ;

Considérant que le diagnostic de [indiquer ici le diagnostic de la lésion attribuable aux soins, à l'omission de soins ou à la réadaptation] constitue une lésion professionnelle au sens de l'article 31 L.A.T.M.P. ;

Considérant que les sommes versées par la C.S.S.T. à la suite d'une lésion due aux soins, à l'omission de soins ou à la réadaptation sont imputées aux employeurs de toutes les unités selon l'article 327, par 1° L.A.T.M.P.

Nous vous demandons de procéder à un transfert des coûts attribuables à la lésion professionnelle au sens de l'article 31 L.A.T.M.P., en imputant 100 % des coûts à l'ensemble des employeurs, et ce, à compter du [date – il est souvent nécessaire d'obtenir un avis médical sur cet aspect].

[Nom et signature]

p.j. Avis médical

– Mandat d'expertise

Docteur,

Nous vous transmettons, avec la présente, une copie complète du dossier médical que nous possédons au sujet de la réclamation de [nom du travailleur]. Nous vous demandons de procéder à l'étude de ce dossier afin de nous donner votre opinion sur l'existence d'une nouvelle lésion due aux soins, à l'omission de soins ou aux activités de réadaptation reliées à la lésion professionnelle d'origine.

[Résumer brièvement l'historique du dossier, en inscrivant notamment la déclaration de l'événement allégué, les décisions rendues par la C.S.S.T. au niveau des diagnostics, faire mention des tests diagnostiques ou des chirurgies réalisées.]

À la suite de votre étude des documents ci-joints, votre avis est requis quant aux questions suivantes :

1.   Les soins reçus ont-ils été appropriés ?

2.   Quels auraient été les soins appropriés, le cas échéant ?

3.   Les soins, même appropriés, ou les activités de réadaptation en cause sont-ils responsables de l'apparition d'une nouvelle lésion ? Si oui, laquelle ?

4.   Cette nouvelle lésion, le cas échéant, constitue-t-elle une conséquence fréquente ou habituelle aux traitements reçus ou aux activités prescrites ?

5.   Pourriez-vous nous expliquer pourquoi les soins, l'omission de soins ou les activités de réadaptation sont responsables de l'apparition d'une nouvelle lésion ?

6.   Quelles sont les conséquences de la nouvelle lésion sur la période de consolidation, les traitements et les séquelles ?

Nous vous remercions à l'avance [...].

[Nom et signature]
p.j. : dossier

6. CAS VÉCUS

– Transfert de coûts accordé

Lésions dues aux soins reçus

☞ Coupure profonde sur le dessus de la main, traitée chirurgicalement. L'infection, l'exérèse d'un granulome, le drainage d'un abcès et le curetage de la plaie résultent d'une réaction importante à un corps étranger, soit un point de suture utilisé lors de la chirurgie. Transfert de la totalité des coûts à compter de la date prévisible de consolidation de la coupure, soit 14 semaines[67].

☞ Lombosciatalgie droite en raison d'une manipulation par un chiropraticien pour traiter une entorse dorsale. La lombosciatalgie droite ne constitue pas une rechute, une récidive ou une aggravation, mais une lésion due aux soins au sens de l'article 31 L.A.T.M.P. Application automatique de l'article 327 L.A.T.M.P.[68].

☞ Port d'une botte plâtrée pour traiter une fracture au pied. Dystrophie réflexe subséquente à l'immobilisation. Transfert de la totalité des coûts à compter de la confirmation de l'existence de la dystrophie réflexe par une scintigraphie osseuse[69].

☞ Névrome découlant d'une infiltration du nerf intercostal pour traiter une fracture à la 10e côte. Deux chirurgies sont nécessaires pour traiter le névrome. Il en découle une atteinte permanente, des limitations fonctionnelles et la détermination d'un emploi convenable. Transfert de la totalité des coûts à compter de la date de l'infiltration[70].

☞   Fracture du grand trochanter et rupture du suspenseur de la longue portion du biceps. Le port d'une attelle de Stevenson est responsable d'une capsulite. Transfert de la totalité des coûts à compter du début de la manifestation de la capsulite, soit deux mois et demi après la fracture[71].

☞   Entorse lombaire et hernie discale traitées par la prise de narcotiques. La narcodépendance est en lien avec les problèmes orthopédiques et rien ne prouve qu'elle existait auparavant. Transfert des frais d'assistance médicale reliés à la période de sevrage[72].

Lésions dues à l'omission de soins

☞   Entorse à la cheville gauche de grade III et fracture du calcanéum. Le délai à traiter la fracture a entraîné une synovite post-traumatique, une ostéochondrite et un syndrome de douleurs chroniques. Limitations fonctionnelles sévères subséquentes. Transfert de la totalité des coûts à compter de la date où l'entorse aurait normalement due être consolidée selon l'expert de l'employeur[73].

☞   Luxation de l'épaule gauche. La prescription tardive de la physiothérapie après le retrait de l'attelle a favorisé l'apparition de phénomènes de capsulite. Transfert de la totalité des coûts à compter de la date où l'entorse aurait normalement due être consolidée selon l'expert de l'employeur[74].

↬ Fracture de la malléole externe de la cheville. Le retrait prématuré de l'immobilisation plâtrée, combiné à une référence trop rapide en physiothérapie, a favorisé le développement d'une pseudarthrose. Transfert de la totalité des coûts postérieurs à la période de consolidation normale de la fracture, soit 14 semaines, incluant le déficit anatomophysiologique et la réadaptation[75].

↬ Lacération profonde au pouce et contusion traitées par points de suture, sans investigation radiologique. Une radiographie aurait révélé plus rapidement une fracture. Le retard à soigner est responsable de l'apparition d'une ostéomyélite, soit une infection au niveau de l'os. Transfert de la totalité des coûts à compter de l'apparition de l'ostéomyélite[76].

Lésions dans le cadre d'une activité de réadaptation

↬ Participation au programme d'évaluation, de développement et d'intégration professionnelle dans un centre hospitalier. Les visites quotidiennes, l'utilisation des installations pour des exercices et la participation à des rallyes amenant le travailleur sur les étages où sont traités des patients sont responsables d'une infection à la bactérie C. difficile. La lésion professionnelle est reconnue en vertu de l'article 31 L.A.T.M.P. et l'employeur a droit au transfert de coûts[77].

↬ Activation plusieurs fois du mécanisme d'ouverture de la porte d'un autobus scolaire afin de pouvoir adapter le véhicule pour la travailleuse, dans le cadre de la réadaptation. Tendinite à l'épaule. La lésion professionnelle est reconnue en vertu de l'article 31 L.A.T.M.P. et l'employeur a droit au transfert de coûts[78].

– **Transfert de coûts refusé**

Lésions dues aux soins

✐ Tendinite de la coiffe des rotateurs. Chirurgie de débridement, décompression et acromioplastie. La capsulite adhésive apparue environ quatre mois plus tard est une complication indissociable de l'intervention chirurgicale subie[79].

✐ Augmentation des douleurs notée par le médecin traitant à la suite de traitements de physiothérapie, mais absence de nouvelle blessure résultant spécifiquement d'une manœuvre. Il s'agit plutôt d'un contexte d'inefficacité d'un traitement, remplacé ultérieurement par un autre[80].

Lésions dues à l'omission de soins

✐ Fracture à la hanche. Réduction ouverte avec enclouage le lendemain de l'accident seulement. Nécrose avasculaire apparue un mois plus tard et nécessitant une deuxième chirurgie. L'hypothèse de l'expert de l'employeur selon laquelle le retard à procéder à la chirurgie est responsable d'un déplacement de la fracture et d'une augmentation des risques de nécrose n'est pas soutenue par la preuve. La nécrose n'est pas indissociable de la chirurgie et la preuve révèle l'existence d'une autre cause possible : le non-respect par le travailleur de l'interdiction de mise en charge du membre inférieur[81].

ᐧ Fracture de la phalange distale et lacération de l'ongle. Réduction ouverte et points de suture. L'infection et la repousse déformante de l'ongle ont nécessité une première onycectomie, puis une deuxième, radicale cette fois (ablation de l'ongle). L'infection ne peut être dissociée de la lésion initiale et la sévérité de la lésion à l'ongle résulte du traumatisme[82].

ᐧ Contusion à la main. Traitements de physiothérapie prescrits six mois plus tard. Le syndrome douloureux régional complexe (SDRC) apparu ensuite est une affection exceptionnelle, difficile à diagnostiquer et dont la cause n'est pas clairement identifiable, sauf quant à la reconnaissance d'un lien avec un traumatisme banal, tel une contusion. Absence de preuve médicale selon laquelle la physiothérapie plus rapide aurait empêché son apparition. Transfert refusé, mais partage de coûts accordé selon l'article 329 L.A.T.M.P., le SDRC étant favorisé par un phénomène d'hyperréaction inné, selon la littérature médicale[83].

ᐧ Plaie au genou droit traitée par le travailleur lui-même, qui a tardé à consulter un médecin. L'hypothèse de l'employeur selon laquelle la cellulite et la bursite résultent des traitements « maison » du travailleur n'est soutenue par aucune preuve. L'article 31 L.A.T.M.P. ne vise pas les cas de délais à consulter[84].

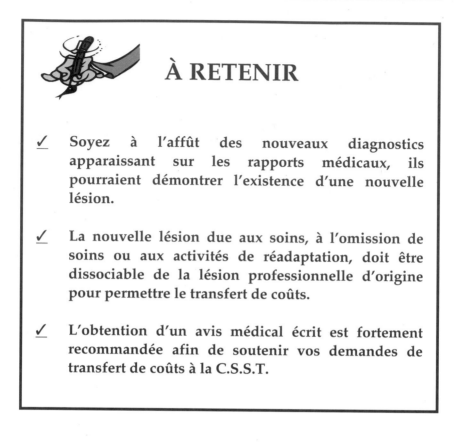

À RETENIR

✓ Soyez à l'affût des nouveaux diagnostics apparaissant sur les rapports médicaux, ils pourraient démontrer l'existence d'une nouvelle lésion.

✓ La nouvelle lésion due aux soins, à l'omission de soins ou aux activités de réadaptation, doit être dissociable de la lésion professionnelle d'origine pour permettre le transfert de coûts.

✓ L'obtention d'un avis médical écrit est fortement recommandée afin de soutenir vos demandes de transfert de coûts à la C.S.S.T.

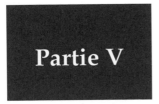

Partie V

L'ABSENCE D'INCAPACITÉ À EXERCER SON EMPLOI AU-DELÀ DE LA JOURNÉE OÙ S'EST MANIFESTÉE LA LÉSION PROFESSIONNELLE

Lorsqu'un travailleur est apte à exercer son emploi dès le lendemain de la journée où s'est manifestée sa lésion, que celle-ci résulte d'un accident, d'une maladie ou encore d'une rechute, d'une récidive ou d'une aggravation, la loi prévoit que l'employeur peut bénéficier d'un transfert de coûts. Les coûts visés ici sont ceux découlant de l'assistance médicale reçue par le travailleur pour sa lésion (art. 327, par. 2° L.A.T.M.P.).

Ce mode de transfert peut entraîner des économies importantes. Même si les réclamations qui n'entraînent aucune perte de temps semblent généralement peu coûteuses, des frais de physiothérapie, à raison de cinq traitements par semaine administrés pendant quelques mois par exemple, peuvent avoir un impact considérable sur votre cotisation à la C.S.S.T.

Le transfert des frais d'assistance médicale doit être accordé d'emblée par la C.S.S.T., sans que l'employeur ne soit tenu d'en faire la demande. En pratique, toutefois, c'est souvent à la demande de l'employeur que la C.S.S.T. procède au transfert des frais imputés. Ainsi, vous devez être vigilant, surveiller vos relevés périodiques et vous assurer que les transferts de coûts auxquels vous avez droit soient effectués. Les coûts visés ici sont transférés à l'ensemble des employeurs.

1.   L'ÉCONOMIE SUR LES FRAIS D'ASSISTANCE MÉDICALE

L'assistance médicale comprend (art. 188 L.A.T.M.P.) :

✓ les services de professionnels de la santé ;

✓ les soins ou traitements ;

✓ les médicaments et autres produits pharmaceutiques ;

✓ les prothèses et orthèses prescrites par un professionnel de la santé.

Selon la jurisprudence de la C.L.P., l'assistance médicale qui peut faire l'objet d'un transfert de coûts n'inclut pas :

✓ les frais de déplacements pour recevoir des soins ou pour subir des examens médicaux[85] ;

✓ les frais de remplacement de vêtements endommagés lors de l'accident[86].

2.   L'EMPLOI DU TRAVAILLEUR ET L'ASSIGNATION TEMPORAIRE

Pour identifier les cas qui permettent le transfert des coûts d'assistance médicale, il y a lieu de faire la distinction entre les concepts de « capacité » et de « dossier sans perte de temps ». Vous reconnaîtrez ici un jargon emprunté de la C.S.S.T.

L'assignation temporaire prévue par la loi est un droit de l'employeur (art. 179 L.A.T.M.P.). En procédant à une assignation temporaire, l'employeur garde le travailleur dans des tâches qu'il a la capacité d'exercer, évite le versement de l'indemnité de remplacement du revenu par la C.S.S.T. et diminue l'impact financier de la lésion. Pendant l'assignation temporaire, c'est l'employeur qui verse le salaire au travailleur. Les frais d'assistance médicale dont le travailleur bénéficie demeurent toutefois imputés au dossier de l'employeur.

Lorsqu'un travailleur effectue une assignation temporaire chez son employeur, il ne s'agit généralement pas de son travail régulier. Il s'agit plutôt d'un travail « léger » qui lui est assigné en attendant qu'il recouvre sa capacité à exercer son emploi régulier. Même si le dossier d'un travailleur ayant entrepris une assignation temporaire dès le lendemain de la journée durant laquelle s'est manifestée sa lésion professionnelle peut être considéré comme un dossier « sans perte de temps », il ne permettra généralement pas d'obtenir le transfert des frais d'assistance médicale[87].

En effet, pour que le transfert de coûts soit justifié, la lésion professionnelle ne doit pas rendre le travailleur <u>incapable</u> d'exercer <u>son emploi</u> au-delà de la journée où s'est manifestée sa lésion.

> **Vous ne devez pas conclure à l'absence de droit au transfert de coûts simplement parce que le médecin traitant a autorisé une assignation temporaire ou des travaux légers. Vous devez plutôt vous attarder aux faits[88] et procéder à l'examen du travail véritablement accompli par le travailleur.**

Devant un réaménagement de l'emploi régulier qui ne dénature pas l'essentiel du travail, on doit conclure à l'absence d'incapacité à exercer l'emploi[89], d'où la justification du transfert des coûts d'assistance médicale. Ainsi, règle générale, le transfert est accordé lorsque, dès le lendemain de la lésion :

✓ le travailleur a réalisé l'essentiel de ses tâches régulières ;

✓ l'essence même des tâches du travailleur n'a pas été modifiée, malgré certaines restrictions imposées par son médecin[90] ;

✓ certaines tâches sont retirées sans que cela n'influence la prestation de travail ou l'affectation des collègues de travail[91].

Vous devez démontrer à la C.S.S.T. que même si le travailleur n'était pas en mesure d'effectuer toutes les tâches composant son emploi régulier, il était tout de même en mesure d'en effectuer la quasi-totalité. La C.S.S.T. devrait alors conclure que le travailleur n'était pas incapable d'exercer son emploi au-delà de la journée où s'est manifestée sa lésion, et accorder le transfert de coûts recherché.

3. LES ABSENCES AU-DELÀ DE LA JOURNÉE OÙ S'EST MANIFESTÉE LA LÉSION PROFESSIONNELLE

L'absence du travailleur le jour où la lésion professionnelle est survenue n'empêche pas le droit au transfert de coûts. De même, au-delà de cette journée, les absences pour les motifs qui suivent n'influencent pas le droit au transfert :

✓ l'absence pour subir des traitements (art. 61 L.A.T.M.P.). Il s'agit d'une perte de temps de travail pour l'employeur, mais qui n'a pas d'influence sur la capacité du travailleur ;

✓ l'incapacité qui découle d'une lésion intercurrente (d'origine personnelle), et non de la lésion professionnelle[92].

Une seule journée d'incapacité reliée à la lésion professionnelle empêche le transfert de l'imputation. De même, si la C.S.S.T. a déjà procédé au transfert, une seule journée d'incapacité reliée à la lésion professionnelle amènera une imputation rétroactive de tous les frais d'assistance médicale. Vous avez donc un intérêt sérieux à vous assurer du bon déroulement de l'exécution du travail pour ainsi éviter les absences liées à la lésion professionnelle.

4.   LISTE DE CONTRÔLE

– **Transfert des coûts d'assistance médicale à la suite d'une lésion professionnelle ne rendant pas le travailleur incapable d'exercer son emploi au-delà de la journée où s'est manifestée la lésion**

LES DÉLAIS

✓   **La loi n'impose aucun délai limitant le droit de l'employeur de demander que les frais d'assistance médicale soient transférés à l'ensemble des employeurs.**

LA DEMANDE

✓   **L'employeur peut motiver sa demande écrite de transfert de coûts par les éléments suivants :**

– la lésion professionnelle reconnue ;

– la date de reprise du travail ;

– la nature des tâches exercées ;

– la capacité du travailleur à effectuer <u>toutes</u> ses tâches ou la quasi-totalité de ses tâches ;

– l'absence d'incapacité au-delà de la journée au cours de laquelle s'est manifestée la lésion.

5.   MODÈLE

– Demande de transfert de coûts

[Date]

C.S.S.T. – Direction générale
[Adresse]

[Dossier]

**Demande de transfert de coûts
Frais d'assistance médicale
(Article 327, par. 2° L.A.T.M.P.)**

Madame, Monsieur,

Par la présente, nous demandons à votre Commission d'appliquer les dispositions de l'article 327, par. 2° de la *Loi sur les accidents du travail et les maladies professionnelles* (L.A.T.M.P.) et ainsi de procéder au transfert des coûts d'assistance médicale imputés à notre dossier, à l'ensemble des employeurs.

I - Bref rappel des faits

[Énumérer les faits en vous référant à la liste de contrôle apparaissant à la page précédente.]

II - Notions pertinentes

L'article 327, par. 2° L.A.T.M.P. est sans équivoque : les frais d'assistance médicale pour la lésion qui ne rend pas le travailleur incapable d'exercer son emploi au-delà de la journée au cours de laquelle s'est manifestée la lésion sont imputés à l'ensemble des employeurs.

...../2

/2

III - Conclusions

Considérant tout ce qui précède ;

Considérant que la lésion professionnelle n'a pas rendu le travailleur incapable d'exercer son emploi au-delà de la journée au cours de laquelle s'est manifestée sa lésion ;

Considérant que les frais d'assistance médicale versés à la suite d'une telle lésion sont imputés aux employeurs de toutes les unités selon l'article 327, par. 2° L.A.T.M.P.

Nous vous demandons de procéder à un transfert de tous les frais d'assistance médicale qui ont été et qui seront versés dans ce dossier.

Dans l'attente d'une décision de votre part, nous vous prions d'agréer, Madame, Monsieur, l'expression de nos sentiments distingués.

[Nom et signature]

6.   CAS VÉCUS

– Transfert de coûts accordé

☞   Directeur aux pièces atteint d'une épitrochléite au coude droit. Poursuite de l'essentiel de ses tâches malgré une restriction quant au soulèvement de poids. Personne ne l'a remplacé, aucune main-d'œuvre additionnelle n'a été requise. De l'aide a été obtenue de ses collègues, sans que cela ne les empêche de faire leur travail[93].

☞   Préposée à la buanderie. A poursuivi son travail normal malgré sa lésion professionnelle à son rythme, dans le respect de limitations fonctionnelles de l'Institut de recherche Robert-Sauvé en santé et en sécurité du travail (IRSST)[94].

☞   Préposée aux bénéficiaires victime d'un étirement et d'une tendinite au biceps droit. L'assignation temporaire autorisée par le médecin décrit son travail régulier. Elle a continué à s'occuper de la bénéficiaire sous sa responsabilité sans aucune aide extérieure[95].

☞   Préposée aux bénéficiaires incapable d'effectuer trois tâches seulement sur trente-six tâches au total, considérée capable d'exercer son emploi dès le lendemain de la survenance de l'accident du travail[96].

☞   Auxiliaire dans une résidence pour personnes handicapées. Lésion professionnelle l'empêchant seulement de donner le bain aux bénéficiaires et de leur administrer des traitements de physiothérapie. Puisqu'elle demeure capable d'effectuer les autres tâches, l'essence même de son travail n'est pas modifiée[97].

✧ Directeur de l'entretien des équipements. Blessure aux épaules lors d'une chute au travail. L'employeur a déménagé l'ordinateur du travailleur à sa résidence et lui a fourni un téléphone cellulaire afin qu'il puisse continuer à exercer ses tâches d'achats de pièces par téléphone, de travail de bureau, de dessin par ordinateur et de répartition de travail à cinq mécaniciens sous sa supervision. Le télé-travail ne constitue pas une fin de non-recevoir[98].

✧ Policier victime d'un étirement musculaire au membre inférieur droit. Malgré une limitation fonctionnelle temporaire d'éviter la course et les poursuites, le laissant capable d'effectuer du travail de bureau, l'assignation temporaire autorisée couvre l'essentiel de ses tâches normales de policier[99].

✧ Technicienne en radiologie ayant subi une entorse au poignet. Elle a poursuivi son travail, en respectant la limitation fonctionnelle temporaire d'éviter l'utilisation de son membre supérieur droit. Que l'*Avis de l'employeur et demande de remboursement* fasse mention d'une assignation temporaire n'influence pas le droit au transfert[100].

– **Transfert de coûts refusé**

✧ Infirmière en gériatrie victime d'une déchirure du sus-épineux et d'une bursite. Restrictions quant aux efforts, aux mouvements répétitifs et au soulèvement de charges de plus de 10 lbs avec le bras droit, et quant au travail exigeant un soulèvement du bras plus haut que la hauteur de la poitrine. Cela empêche la travailleuse d'accomplir les tâches relatives aux soins directs aux patients[101].

✧ Infirmière auxiliaire ayant dû abandonner une bonne partie de ses tâches régulières en raison d'une limitation fonctionnelle temporaire. Le fait qu'elle soit demeurée au poste d'infirmière auxiliaire ne suffit pas à conclure qu'elle n'a pas été incapable d'exercer son emploi. Il s'agit plutôt d'une assignation temporaire[102].

✧ Infirmière au service de néonatologie retournée à son emploi dès le lendemain de l'accident. Devant les douleurs, le médecin traitant a émis des restrictions importantes suivies par l'employeur. La travailleuse ne pouvant plus manipuler les poupons, elle a effectué essentiellement du travail administratif. Il s'agissait d'assignation temporaire[103].

✧ Préposé aux bénéficiaires victime d'une tendinite à l'épaule gauche. Assignation temporaire interrompue par une journée d'incapacité. L'assignation temporaire n'autorisait que deux tâches sur la totalité des tâches du travailleur. De plus, l'existence d'une journée d'incapacité, vers le milieu de la période de consolidation, empêche également l'application de l'article 327 L.A.T.M.P.[104].

✧ Ergothérapeute assignée temporairement à l'exercice de tâches administratives à la suite d'une lésion profession-nelle. Bien que ces tâches fassent partie de son travail normal, elles ne sont qu'accessoires à son véritable travail[105].

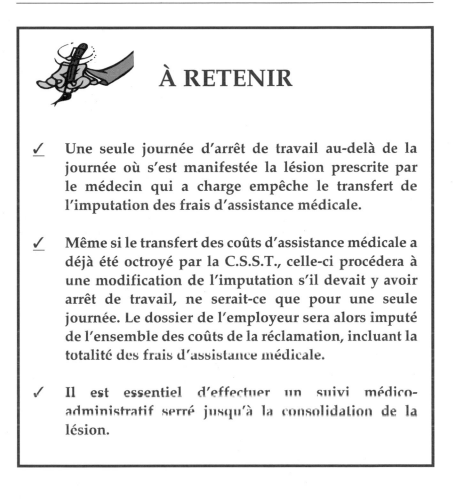

À RETENIR

✓ Une seule journée d'arrêt de travail au-delà de la journée où s'est manifestée la lésion prescrite par le médecin qui a charge empêche le transfert de l'imputation des frais d'assistance médicale.

✓ Même si le transfert des coûts d'assistance médicale a déjà été octroyé par la C.S.S.T., celle-ci procédera à une modification de l'imputation s'il devait y avoir arrêt de travail, ne serait-ce que pour une seule journée. Le dossier de l'employeur sera alors imputé de l'ensemble des coûts de la réclamation, incluant la totalité des frais d'assistance médicale.

✓ Il est essentiel d'effectuer un suivi médico-administratif serré jusqu'à la consolidation de la lésion.

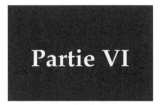

Partie VI

LE TRAVAILLEUR DÉJÀ HANDICAPÉ AU MOMENT DE SA LÉSION PROFESSIONNELLE

Un employeur peut bénéficier d'un partage des coûts portés à son dossier avec l'ensemble des employeurs lorsque le travailleur était déjà handicapé au moment où s'est manifestée sa lésion professionnelle (art. 329 L.A.T.M.P.). Pour obtenir un partage de coûts en raison d'un handicap, vous devez démontrer les deux éléments suivants :

✓ que le travailleur était déjà porteur d'un handicap lorsque la lésion professionnelle est survenue ;

✓ l'existence d'une relation entre le handicap préexistant et la lésion professionnelle.

La loi prévoit que la C.S.S.T. peut, de sa propre initiative ou à la demande d'un employeur, procéder à un partage de coûts. En pratique, c'est à la demande de l'employeur que l'analyse relative à un éventuel partage de coûts sera faite. Cette possibilité de partage de coûts vise autant l'accident du travail que la maladie professionnelle.

Le pourcentage des coûts à être retirés du dossier de l'employeur varie en fonction de plusieurs facteurs. Parmi ceux-ci, le rôle du handicap sur l'apparition même de la lésion professionnelle amène souvent un partage des plus avantageux. Lorsque le handicap a aggravé les conséquences de la lésion, le partage varie selon l'importance des conséquences observées. Le handicap peut avoir, à l'occasion, une influence tant sur l'apparition de la lésion que sur ses conséquences. La combinaison de ces deux facteurs entraîne généralement le partage le plus favorable pour l'employeur.

1.   LE HANDICAP

La loi ne définit pas la notion de « handicap » à laquelle elle se réfère. Il convient donc de s'en remettre à la jurisprudence qui a retenu la définition suivante :

> Un handicap est une déficience congénitale ou acquise, équivalant à la perte de substances ou à l'altération d'une structure ou d'une fonction psychologique, physiologique ou anatomique et correspondant à une déviation par rapport à une norme biomédicale[106].

> Il est également reconnu que le handicap peut exister à l'état latent, sans qu'il ne se soit manifesté avant la survenance de la lésion professionnelle[107].

D'ailleurs, selon la Cour suprême du Canada, la notion de « handicap » ne doit pas être enfermée dans une définition étanche et dépourvue de souplesse, mais doit plutôt être interprétée de façon large et libérale[108].

 Une déficience congénitale est une caractéristique physique présente à la naissance (par exemple : malformation, scoliose, surdité, etc.), alors qu'une déficience acquise peut résulter d'un accident ou d'une origine étrangère (amputation d'un membre, par exemple).

La condition personnelle doit être distinguée du handicap nécessaire à l'obtention d'un partage de coûts. Pour être qualifiée de « handicap », la condition personnelle doit correspondre à une déviation par rapport à la norme biomédicale. Autrement dit, elle doit revêtir un caractère anormal.

Par exemple, la dégénérescence des structures osseuses est, pour chacun d'entres nous à un certain âge, un processus normal de vieillissement, et non un handicap. Il faut opposer l'âge du travailleur à la sévérité de la condition personnelle révélée par le dossier médical afin de voir s'il s'agit effectivement pour lui d'un handicap. Plus le travailleur est jeune et la dégénérescence à un stade avancé, plus il est facile de conclure à une déviation par rapport à la norme biomédicale et, donc, à la présence d'un handicap.

> **Pour toute condition qui n'est pas associée au vieillissement, vous devez vous demander si la condition présentée par le travailleur est un état habituel que l'on retrouve chez l'ensemble de la population, sans avoir à tenir compte de l'âge.**

Lorsque la condition personnelle ne constitue pas un handicap, mais qu'elle a eu une influence sur la survenance de la lésion ou un impact défavorable sur ses conséquences, il y a quand même lieu de demander à la C.S.S.T. de procéder à une imputation plus équitable en transférant les coûts associés à cette condition, puisqu'ils créent une injustice pour l'employeur (voir ci-après la partie VII).

Par exemple, la C.L.P. a déjà accordé un transfert de coûts puisque l'état de grossesse préalable à un accident avait contribué à la survenance d'une lésion ou en avait prolongé la durée de consolidation[109].

2.   LA PRÉEXISTENCE DU HANDICAP

La seule démonstration de la présence d'un handicap chez le travailleur est insuffisante pour obtenir un partage de coûts. L'employeur doit également démontrer que le handicap existait déjà au moment de la survenance de la lésion professionnelle. Cette preuve n'exige pas que ce handicap se soit manifesté ou encore qu'il ait limité la capacité de travail ou les capacités personnelles d'un travailleur avant la lésion professionnelle. La préexistence du handicap peut évidemment être déduite des antécédents médicaux, mais leur existence n'est pas obligatoire pour conclure à un handicap. Le handicap peut avoir été présent au moment de la lésion, même si son existence jusque là était inconnue. C'est ce qu'on appelle « le handicap à l'état latent ».

Par exemple, la sévérité constatée d'une condition de dégénérescence à l'occasion du suivi médical pour une lésion professionnelle peut permettre de conclure à une évolution sur plusieurs années. Ce faisant, cette dégénérescence était forcément présente avant la survenance de la lésion professionnelle.

Les conditions médicales suivantes sont souvent invoquées à titre de handicap préexistant à une lésion professionnelle :

✓ acromion type 2, 3 ou bilgiani   ✓ obésité
✓ arthrose   ✓ ostéophytes (becs)
✓ calcification   ✓ ostéophytose
✓ chondromalacie   ✓ plica synovial
✓ dégénérescence   ✓ sacralisation
✓ diabète   ✓ souris articulaire
✓ discarthrose   ✓ spina bifida occulta
✓ discopathie   ✓ spondylolisthésis
✓ genoux varum   ✓ spondylose
✓ genoux valgum   ✓ sténose
✓ hernie discale   ✓ tabagisme

✓ hernie inguinale

✓ kyste

✓ lombarisation

✓ maladie discale dégénérative

✓ tendinopathie

✓ tendinose

✓ trouble de la personnalité

La présence de ces conditions peut être révélée par des examens ou par des interventions médicales spécifiques. Vous aurez avantage à prendre connaissance des divers dossiers, documents médicaux, rapports d'examens ou protocoles opératoires préparés à la suite des interventions suivantes :

✓ arthrographie

✓ chirurgie

✓ électromyogramme (EMG)

✓ examen par le B.E.M.

✓ radiographie

✓ résonance magnétique

✓ scintigraphie

✓ arthroscopie

✓ échographie

✓ évaluation médicale

✓ expertise médicale

✓ réclamations antérieures

✓ scan

✓ tomographie

Plusieurs de ces documents médicaux se trouvent dans le dossier constitué par la C.S.S.T. auquel le professionnel de la santé désigné par l'employeur a droit d'accès. Pour obtenir les autres documents, l'employeur peut s'adresser au travailleur et obtenir son consentement à la divulgation du contenu des dossiers médicaux pertinents. Également, la C.L.P. a déjà fait droit à des demandes d'employeurs et ordonné la production de dossiers médicaux antérieurs dans le cadre de litiges portant sur l'imputation des coûts[110].

Par ailleurs, un travailleur peut être porteur d'un handicap préexistant sur le plan psychologique. S'il a vécu des événements difficiles ou traumatisants, il est possible que la lésion profession-nelle s'inscrive sur un terrain fragile et aggrave la vulnérabilité déjà présente du travailleur. Il pourrait s'agir, par exemple, d'une enfance difficile[111], d'une ancienne tentative de suicide[112], de violence conjugale ou d'agression sexuelle[113]. Ainsi, des antécédents de ce type peuvent jouer un rôle sur la survenance de la lésion professionnelle et sur ses conséquences.

> **Vous devez analyser les dossiers de lésions psychologiques lorsque vous considérez la possibilité de demander des partages de coûts.**

3.   L'EFFET DU HANDICAP PRÉEXISTANT SUR LA LÉSION PROFESSIONNELLE

Une fois faite la démonstration de la présence d'un handicap préexistant à la lésion professionnelle, l'employeur doit, dans un deuxième temps, établir que ce handicap a eu une influence sur la lésion professionnelle. Cette relation entre le handicap et la lésion est démontrée lorsque :

✓   le handicap préexistant a joué un rôle sur la survenance de la lésion ;

✓   le handicap préexistant a joué un rôle sur les conséquences de la lésion ;

✓   le handicap a joué un rôle sur la survenance de la lésion professionnelle <u>et</u> sur les conséquences de celle-ci.

a) Le handicap préexistant a joué un rôle sur la survenance de la lésion professionnelle

Afin d'établir la contribution du handicap préexistant sur la survenance de la lésion, l'employeur peut démontrer que le handicap préexistant a fragilisé la condition du travailleur, le rendant ainsi plus susceptible de se blesser qu'un autre travailleur ne présentant pas la même condition.

> L'obtention d'un avis médical écrit est souvent utile afin de prouver le rôle joué par le handicap préexistant sur la survenance de la lésion professionnelle. Il est alors important de mentionner au médecin consulté la présence d'antécédents au même siège de lésion. La consultation des dossiers d'invalidité d'un travailleur peut amener d'intéressantes découvertes !

Les questions suivantes peuvent permettre de déterminer si la lésion professionnelle résulte en partie d'un handicap préexistant :

- ✓ Quel est le mécanisme de production de la lésion professionnelle ?

- ✓ Le fait accidentel est-il banal ?

- ✓ Le fait accidentel est-il suffisant à lui seul pour causer la lésion professionnelle ?

- ✓ Peut-on conclure que, sans handicap, il n'y aurait pas eu de lésion ?

Afin d'établir qu'un fait accidentel est banal et ne peut, à lui seul, avoir engendré la lésion professionnelle, il convient d'analyser les éléments suivants :

✓   la description du fait accidentel ;

✓   le délai entre la survenance de l'événement et la première consultation médicale ;

✓   le délai entre la survenance de l'événement et l'arrêt de travail ;

✓   le délai entre la survenance de l'événement et la déclaration à l'employeur ;

✓   la poursuite des activités de travail après la survenance de l'événement ;

✓   le premier diagnostic retenu ;

✓   la période de consolidation indiquée par le médecin traitant sur l'attestation médicale initiale.

Il ne faut cependant pas confondre la simple manifestation d'une condition personnelle au travail, c'est-à-dire une condition qui aurait pu se manifester n'importe où ailleurs qu'au travail, et la survenance d'une lésion professionnelle que subit un travailleur fragilisé par un handicap préexistant.

Dans le premier cas, l'admissibilité même de la réclamation doit être contestée. Il ne s'agit pas tant d'un cas où des circonstances banales ont entraîné une blessure chez un travailleur fragilisé, mais plutôt d'un cas où le travail n'a eu aucune incidence sur l'apparition de la lésion diagnostiquée. En fait, le travail n'a été qu'une occasion fortuite pour le handicap de se manifester. Saisie d'une contestation sur un partage de coûts refusé par la C.S.S.T., la C.L.P. pourrait maintenir le refus en reprochant à l'employeur de ne pas avoir contesté l'admissibilité même de la lésion. En de telles circonstances, vous devez donc éviter de tout miser sur un partage de coûts et contester l'admissibilité même de la réclamation.

Afin d'établir la relation entre le handicap et la lésion, les questions suivantes devraient être posées à votre médecin :

✓ Le travailleur était-il porteur d'un handicap préexistant à sa lésion professionnelle ?

✓ Le cas échéant, en quoi ce handicap préexistant constitue-t-il une déviation par rapport à la norme biomédicale ?

✓ Le handicap préexistant a-t-il joué un rôle sur la survenance de la lésion professionnelle ?

✓ Le handicap préexistant a-t-il joué un rôle sur les conséquences de la lésion professionnelle (gravité du diagnostic, période de consolidation, traitements prescrits, atteinte permanente ou limitations fonctionnelles) ?

✓ Le cas échéant, quelles sont les conséquences qui découlent en tout ou en partie de la présence du handicap préexistant ?

Lors d'une demande d'expertise soumise dans le cadre de l'article 209 L.A.T.M.P., les questions portant sur la préexistence d'un handicap et son rôle sur la lésion à l'étude devraient systématiquement être posées au médecin.

Pour qu'un avis médical soit probant, il n'est pas toujours nécessaire que votre médecin examine le travailleur. Plusieurs médecins acceptent de formuler un avis écrit et motivé sur un partage de coûts sur la base du dossier médical. Vous devez toutefois vous assurer de communiquer au médecin une information complète, contenant tous les détails utiles sur l'événement, l'évolution de la lésion professionnelle, les rapports d'examens pertinents et les antécédents tant personnels que professionnels.

Selon une orientation administrative de la C.S.S.T., un travailleur présentant une hernie inguinale est d'emblée reconnu porteur d'un handicap en raison d'une faiblesse congénitale de la paroi musculaire. Ainsi, la C.S.S.T. accordera, sur demande de l'employeur, un partage de coûts de l'ordre de 10 % au dossier financier de l'employeur et 90 % à l'ensemble des employeurs.

b) Le handicap préexistant a joué un rôle sur les conséquences de la lésion professionnelle

Si le handicap n'a pas joué un rôle dans la survenance de la lésion professionnelle, il peut en avoir aggravé les conséquences. L'employeur peut ainsi obtenir un partage de coûts.

On entend notamment par une aggravation des conséquences de la lésion les situations suivantes :

✓ diagnostic de la lésion plus grave que celui auquel on se serait attendu, considérant la banalité de l'accident ;

✓ période de consolidation plus longue que la période prévisible, vu la présence d'un handicap ;

✓ augmentation des frais de la réparation, vu la nécessité de traitements non conservateurs ;

✓ attribution d'une atteinte permanente ou de limitations fonctionnelles pour une lésion professionnelle généralement connue pour se résorber sans séquelle ;

✓ atteinte permanente plus importante ou limitations fonctionnelles plus sévères, vu l'effet du handicap ;

✓ incapacité à exercer l'emploi prélésionnel et nécessité de réadaptation professionnelle, vu l'effet du handicap.

 Afin d'établir que les conséquences de la lésion professionnelle auraient été différentes en l'absence du handicap préexistant, il est parfois utile d'obtenir l'avis d'un médecin.

Celui-ci saura identifier quelles auraient été les conséquences normalement attendues d'une lésion et indiquer en quoi le handicap préexistant a pu influencer concrètement les conséquences observées chez le travailleur.

c) Le handicap préexistant a joué un rôle sur la survenance de la lésion professionnelle et sur ses conséquences

Le handicap préexistant peut avoir un effet combiné tant sur le plan de la survenance de la lésion professionnelle qu'en ce qui concerne ses conséquences. Les critères d'analyse applicables sont ceux précédemment exposés. L'avantage pour l'employeur à démontrer le rôle du handicap préexistant tant sur la survenance que sur les conséquences de la lésion professionnelle est évidemment de bénéficier d'un partage de coûts plus important.

4.   LE POURCENTAGE DE PARTAGE DE COÛTS

Lorsque toutes les conditions d'application sont remplies, la C.S.S.T. procède à un partage de coûts entre l'employeur au service duquel se trouvait le travailleur au moment de la survenance de sa lésion professionnelle et l'ensemble des employeurs. Ainsi, la facture reliée à la lésion professionnelle du travailleur sera fractionnée.

La loi ne prévoit pas de critères pour déterminer la façon de partager les coûts imputés et les proportions applicables[114]. Le pourcentage des coûts partagés varie selon les faits particuliers de chaque dossier et l'importance de la contribution du handicap préexistant sur la lésion professionnelle.

Lorsque le handicap préexistant a joué un rôle sur la survenance de la lésion professionnelle, la C.S.S.T. accorde généralement un partage de coûts de l'ordre de 10 % au dossier financier de l'employeur et de 90 % à l'ensemble des employeurs. Cette proportion de partage de coûts est prévue dans une politique administrative interne de la C.S.S.T.

Lorsque le handicap préexistant joue un rôle sur les conséquences de la lésion professionnelle, et non sur sa survenance même, la C.S.S.T. se réfère à la *Table des durées maximales de consolidation* – que vous pouvez consulter dans le site Internet de la C.S.S.T. – pour déterminer le pourcentage d'imputation que l'employeur doit assumer.

Auparavant, la C.S.S.T. utilisait une table des durées <u>normales</u> de consolidation des lésions professionnelles afin d'apprécier s'il y avait une consolidation hors-norme. Cette table tenait compte des durées moyennes de consolidation généralement observées pour les lésions répertoriées.

La table actuelle se réfère désormais à la durée <u>maximale</u> des lésions (et non plus à la durée normale de consolidation). L'application de cette table par la C.S.S.T. entraîne des partages de coûts moins généreux pour les employeurs.

Ainsi, le partage de coûts accordé lorsque le handicap préexistant a joué un rôle sur les conséquences de la lésion professionnelle dépend d'un calcul mathématique qui compare la période de consolidation observée de la lésion professionnelle par rapport à la durée maximale de consolidation prévue à la table pour la même lésion.

Cette orientation plutôt restrictive de la C.S.S.T. ne prend en considération que la prolongation de la période de consolidation pour attribuer un partage de coûts à l'employeur. Elle ignore les autres conséquences qui ont été aggravées par l'effet du handicap préexistant. Or la C.I.P. a rappelé à de nombreuses reprises que le partage de coûts est un exercice qui ne peut uniquement reposer sur des formules mathématiques précises et uniformes. Le partage doit tenir compte de toutes les conséquences observées au dossier et vise à assurer une imputation équitable des coûts. Le but poursuivi est que l'employeur du travailleur n'assume que les coûts reliés à la lésion professionnelle et soit exempté de ceux se rattachant à un handicap préexistant[115].

> **Vous ne devez donc pas hésiter à contester les décisions de la C.S.S.T. qui octroient un partage de coûts fondé uniquement sur la prolongation de la période de consolidation, lorsque d'autres conséquences sont observables.**

Également, puisque l'application par la C.S.S.T. de la *Table des durées maximales de consolidation* amène des partages de coûts moins généreux que la table appliquée précédemment, vous devez contester les décisions de la C.S.S.T. prenant appui sur cette politique. La C.L.P., historiquement, ne s'est pas estimée liée par les politiques administratives de la C.S.S.T. De plus, des décisions rendues peu après l'entrée en vigueur de la nouvelle table ont établi que :

✓ la C.L.P. n'est pas liée par les politiques de la C.S.S.T. ;

✓ l'ancienne table s'applique aux demandes formulées avant l'entrée en vigueur de la nouvelle table[116] ;

✓ la nouvelle table peut servir de guide[117] ;

✓ se référer à la période de consolidation <u>normale</u> plutôt que celle prévue à la nouvelle table des durées <u>maximales</u> de consolidation est plus approprié, plus proche de la réalité[118].

 Peu importe les politiques appliquées par la C.S.S.T., la présentation d'une preuve médicale spécifique au dossier soumis à la C.L.P. ou d'une argumentation pertinente pourrait permettre d'obtenir un partage de coûts plus intéressant.

5.   LISTE DE CONTRÔLE

– **Partage de coûts en raison d'un handicap préexistant**

LES DÉLAIS

✓   La demande de partage de coûts en raison d'un handicap préexistant doit être adressée à la C.S.S.T. **avant l'expiration de la troisième année qui suit l'année de la lésion professionnelle.**

P. ex. : *Une demande de partage de coûts pour une lésion professionnelle survenue le 15 octobre 2008 devra être transmise à la C.S.S.T. au plus tard le 31 décembre 2011.*

Date de l'accident : _____

La demande doit être faite au plus tard le _____

LA DEMANDE

✓   Afin d'établir l'existence du handicap avant la survenance de la lésion, l'employeur peut motiver sa demande écrite à partir des éléments qui suivent :

– la nature et le caractère banal du fait accidentel ;

– le dossier de la C.S.S.T. révélant l'évolution médicale de la lésion professionnelle ;

– les rapports d'examens paracliniques ou protocoles opératoires pertinents ;

– les antécédents tant personnels que professionnels ;

– les opinions médicales.

✓   **Afin d'établir l'effet du handicap sur la lésion, l'employeur peut motiver sa demande écrite à partir des éléments qui suivent :**

- la nature et le caractère banal du fait accidentel ;

- le diagnostic initial de la lésion professionnelle ;

- l'évolution du diagnostic et de la condition du travailleur ;

- la nature des soins ou traitements reçus ;

- la compatibilité entre le plan de traitement et le diagnostic de la lésion professionnelle ;

- la durée de la période de consolidation ;

- l'existence ou non de séquelles résultant de la lésion ;

- l'âge du travailleur au moment de la lésion ;

- la gravité des conséquences de la lésion profession-nelle (atteinte permanente, limitations fonction-nelles) ;

- les opinions médicales.

6.   MODÈLE

– Demande de partage de coûts

[Date]

C.S.S.T. – Direction générale
[Adresse]

[Dossier]

Demande de partage de coûts
Handicap préexistant
(Article 329 L.A.T.M.P.)

Madame, Monsieur,

Par la présente, nous demandons à votre Commission d'appliquer les dispositions de l'article 329 de la *Loi sur les accidents du travail et les maladies professionnelles* (L.A.T.M.P.) et ainsi procéder à un partage des coûts imputés à notre dossier.

En effet, le travailleur présentait un handicap préexistant à l'événement du [date]. De plus, ce handicap a joué un rôle prépondérant dans la survenance de la lésion [et sur les conséquences de la lésion].

I - Bref rappel des faits

[Identifier le poste occupé par le travailleur et son âge, et reproduire la description de l'événement qui apparaît sur la réclamation du travailleur.]

[Énumérer les faits en vous référant à la liste de contrôle apparaissant aux pages précédentes.]

...../2

/2

II - Notions pertinentes

La jurisprudence de la C.L.P. définit la portée que l'on doit donner à la notion de handicap contenue à l'article 329 L.A.T.M.P. Ainsi, un handicap est une déficience congénitale ou acquise, équivalant à la perte de substances ou à l'altération d'une structure ou d'une fonction psychologique, physiologique ou anatomique et correspondant à une déviation par rapport à une norme biomédicale. Il est également reconnu que le handicap peut exister à l'état latent, sans qu'il ne se soit manifesté avant la survenance de la lésion professionnelle[1].

Par conséquent, quant au fardeau de l'employeur qui souhaite se prévaloir des dispositions de l'article 329 L.A.T.M.P., il consiste :

> [...] dans un premier temps, [à] établir par une preuve prépondérante que la travailleuse présente une déficience avant que se manifeste sa lésion professionnelle. Cette déficience n'a toutefois pas besoin de s'être révélée ou d'être connue ou d'avoir affecté la capacité de travail ou la capacité personnelle de la travailleuse avant la survenue [sic] de sa lésion professionnelle.

> Dans un deuxième temps, l'employeur doit établir qu'il existe un lien entre cette déficience et la lésion professionnelle soit parce que la déficience a influencé l'apparition ou la production de la lésion professionnelle ou soit parce que la déficience a agi sur les conséquences de cette lésion professionnelle[2].

Selon la Commission des lésions professionnelles :

> [...] pour conclure à l'existence d'un handicap et à la nécessaire relation entre le handicap et les conséquences en découlant, les paramètres suivants peuvent être considérés comme utiles :

.../3

/3

1.   *la gravité du fait accidentel ;*

2.   *le diagnostic de la lésion professionnelle ;*

3.   *la durée de la période de consolidation de la lésion ;*

4.   *la nature des soins et des traitements ;*

5.   *l'existence ou non de séquelles découlant de la lésion professionnelle ;*

6.   *l'âge du travailleur.*

Aucun de ces paramètres n'est déterminant à lui seul mais, pris ensemble, ils peuvent permettre au décideur de se prononcer sur le bien-fondé de la demande de l'employeur[3].

L'application de l'ensemble de ces principes et critères au présent dossier justifie l'octroi d'un partage de coûts, tel que permis par l'article 329 L.A.T.M.P.

III - L'existence d'un handicap préexistant

[Énumérer les différents documents faisant état du handicap préexistant.]

IV - Le lien entre le handicap et la lésion

[Indiquer les différents éléments présents au dossier permettant de faire un lien entre le handicap préexistant et la lésion professionnelle sous l'une ou plusieurs des rubriques qui apparaissent ci-dessous.]

✓   Le handicap a joué un rôle déterminant dans la survenance de la lésion professionnelle ; et/ou

✓   Le handicap a joué un rôle sur la lésion professionnelle, puisqu'il a prolongé de façon appréciable la période de consolidation de la lésion ; et/ou

.../4

/4

✓   Le handicap a joué un rôle sur la lésion professionnelle, puisqu'il a contribué à augmenter les séquelles de la lésion professionnelle.

✓   Le handicap a joué un rôle sur la lésion professionnelle, puisqu'il a contribué à augmenter considérablement les frais de la réparation.

V - Conclusions

Considérant tout ce qui précède ;

Considérant le (ou les) diagnostic(s) reconnu(s) dans le présent dossier, soit [énumérer les diagnostics reconnus par la C.S.S.T.] ;

Considérant le handicap préexistant du travailleur [indiquer la condition handicapante] ;

Considérant l'impact de ce handicap sur la lésion professionnelle.

Nous vous demandons de bien vouloir procéder à un partage de coûts dans le présent dossier dans les proportions suivantes : [%] à l'ensemble des employeurs et [%] à notre dossier financier, conformément aux dispositions de l'article 329 L.A.T.M.P.

Dans l'attente d'une décision de votre part, nous vous prions d'agréer, Madame, Monsieur, l'expression de nos sentiments distingués.

[Nom et signature]

---

1. *Municipalité Petite Rivière St-François*, C.L.P. 115785-32-9905, 1999-11-17.
2. *Urgences santé*, C.L.P. 159804-71-0104, 2001-11-06.
3. *Hôpital général de Montréal*, C.L.P. 102851-62-9806, 1999-11-29.

7.   CAS VÉCUS

– Partage de coûts accordé

☞ Travailleur âgé de 33 ans ayant subi une entorse de grade II à la cheville droite en mettant le pied sur un bouchon de plastique. L'employeur demande un partage de coûts invoquant le handicap préexistant d'obésité, de laxité ligamentaire, de phénomènes dégénératifs et de frange synoviale au niveau du pied droit. Un indice de masse corporelle de 38 ou 39 correspond à une obésité de classe II et se situe tout près d'une personne qualifiée de très obèse. Une telle obésité présente des risques élevés de maladie ou de blessures longues à guérir. Il s'agit d'un handicap préexistant qui a aggravé les conséquences de la lésion professionnelle. La C.L.P. accorde un partage de 70-30 %[119].

☞ Travailleur décédé à la suite d'une maladie professionnelle, soit une silicose et un cancer pulmonaire. L'employeur demande un partage de coûts invoquant le tabagisme du travailleur à titre de handicap préexistant. Selon la C.L.P., le travailleur est porteur d'un handicap préexistant, soit un tabagisme important. Également, ce tabagisme a contribué de façon significative à l'apparition de la maladie ainsi qu'aux conséquences, dont le décès. La C.L.P. accorde un partage de 95-5 %[120].

☞ Soudeur âgé de 26 ans décédé alors qu'il était aux commandes d'un chariot élévateur. Le rapport du coroner rapporte que le travailleur est tombé du chariot élévateur sans raison apparente. La tête du travailleur est heurtée par l'une des roues arrière du chariot et le traumatisme est mortel. L'employeur demande un partage de coûts, alléguant que le travailleur présentait de façon intermittente des épisodes de pertes de conscience inexpliquées. La C.L.P. accorde un partage de 90-10 %, estimant que ces pertes de conscience s'apparentent à un handicap préexistant qui est présent au moment de la survenance des événements tragiques et qui dévie de la norme biomédicale par son caractère anormal. De plus, le coroner ne retient aucune autre cause pour expliquer le décès du travailleur[121].

☞ Auxiliaire familial âgé de 64 ans ayant subi une entorse lombaire en transférant un patient du lit au fauteuil. L'employeur demande un partage de coûts invoquant le handicap préexistant d'arthrose et d'obésité. Bien que l'arthrose seule ne constitue pas une déviation par rapport à la norme biomédicale chez un travailleur de 64 ans, l'arthrose jumelée à l'obésité peut être assimilée à une telle déviation. Ce handicap a eu une influence majeure sur l'apparition de la lésion et sur les coûts de celle-ci. La C.L.P. accorde un partage de 95-5 %[122].

☞ Travailleur de 51 ans ayant subi une déchirure de la coiffe des rotateurs de l'épaule droite. Une arthrographie démontre la présence d'un acromion de type III. Un acromion de type III est soit congénital, soit acquis avec le temps par la présence d'une coiffe déficiente, dégénérée ou partiellement déchirée de longue date. La présence d'un acromion de type III explique 70 à 80 % des déchirures de la coiffe des rotateurs. Ainsi, le handicap préexistant a joué un rôle sur la survenance de la lésion. La C.L.P. accorde un partage de 95-5 %[123].

☞ Travailleur âgé de 20 ans ayant subi une tendinite à l'épaule. L'employeur demande un partage de coûts au motif que le travailleur était porteur d'instabilité multidirectionnelle, de laxité, voire d'hyperlaxité des deux épaules. Ce handicap préexistant n'est pas courant chez un jeune homme dans la vingtaine. La C.L.P. accorde un partage de coûts de 84-16 %[124].

☞ Conducteur de bétonnière ayant subi un syndrome de stress post-traumatique lorsque deux jeunes garçons sur un scooter brûlent un feu rouge et frappent sa bétonnière. L'événement a réveillé chez le travailleur une ancienne phobie des ponts. Le travailleur a également vécu dans son enfance des événements traumatiques qui correspondent à une altération de sa structure psychologique. Ces déficiences psychiques ont contribué à prolonger la période de consolidation et à augmenter les séquelles au niveau psychologique. La C.L.P. accorde un partage de coûts de 50-50 %[125].

☞ Coordonnatrice ayant subi un syndrome de stress post-traumatique et un trouble dépressif majeur après qu'un employé l'ait agressée. L'employeur demande un partage de coûts, invoquant un handicap préexistant au niveau psychologique. Le médecin expert de l'employeur a établi que l'évolution de la lésion ainsi que les diagnostics sont hors de proportion avec les événements survenus au travail, et ce, en raison d'antécédents psychologiques personnels (conflits avec ses parents, problèmes de violence conjugale et agression sexuelle dont a été victime sa fille). Ainsi, non seulement la travailleuse était-elle déjà handicapée lorsque s'est manifestée sa lésion professionnelle, mais au surplus, ce handicap a clairement contribué à augmenter la gravité et les conséquences de la lésion. La C.L.P. accorde un partage de 90-10 %[126].

☞ Agent de sécurité ayant subi une lésion professionnelle, soit un désordre de stress post-traumatique, alors qu'il est appelé dans le stationnement de l'employeur où une personne s'est suicidée. L'employeur demande un partage de coûts et invoque, à titre de handicap préexistant, un événement traumatique familial, soit le suicide de son frère. Le drame familial survenu dans le passé semble avoir laissé chez le travailleur une blessure psychologique latente qui a ressurgi lors de l'accident du travail. Les conséquences observées au dossier sont disproportionnées en regard de l'intensité du traumatisme et du diagnostic retenu. La C.L.P. accorde un partage de coûts de 70-30 %[127].

– **Partage de coûts refusé**

⚐   Débosseleur âgé de 55 ans ayant subi une maladie professionnelle lui causant une épicondylite bilatérale et un syndrome du canal carpien bilatéral. L'employeur allègue que le travailleur était porteur de dégénérescence au siège de la lésion. L'employeur n'a soumis aucune preuve démontrant que les phénomènes de dégénérescence en cause présentaient un caractère anormal ou déviaient de la norme biomédicale pour un travailleur âgé de 55 ans[128].

⚐   Travailleur ayant subi une tendinite à l'épaule droite. L'employeur allègue que le travailleur présentait un handicap avant la survenance de sa lésion, soit un syndrome d'abutement à l'épaule droite. Le fait pour l'employeur de se référer à des extraits d'opinions médicales rapportées dans une autre décision étrangère au dossier en cause ne lui permet pas de satisfaire le fardeau de preuve requis[129].

⚐   Travailleuse ayant subi une blessure en manipulant un objet souillé avec une tache de sang provenant d'un collègue atteint de l'hépatite C. Un diagnostic de contamination sanguine et d'anxiété post-exposition a été posé. La C.L.P. refuse de procéder à un partage de coûts, puisque l'anxiété découle et fait partie de la lésion professionnelle. Rien ne permet de conclure que la travailleuse présentait une condition psychologique déficiente avant la survenance de la lésion[130].

☞ Travailleur ayant subi un syndrome de stress post-traumatique et une dépression majeure alors qu'il a été exposé à un arc électrique. L'employeur demande un partage de coûts, alléguant que le travailleur était porteur d'un handicap préexistant d'enfance difficile, de personnalité narcissique et paranoïaque. Il n'y a aucune indication de sévices durant l'enfance du travailleur qui l'aurait marqué de façon permanente. D'autre part, ce dernier a bien réussi son cheminement professionnel et personnel. Ainsi, un handicap préexistant n'a pas été démontré[131].

☞ Opératrice de machine à coudre ayant subi une entorse lombaire. L'employeur demande un partage de coûts, alléguant le handicap préexistant d'obésité. Bien que l'obésité puisse être qualifiée de déviation par rapport à la norme biomédicale, elle n'a pas joué un rôle dans la survenance de la lésion. Le seul fait d'affirmer qu'une personne est obèse ne permet pas de conclure de façon automatique à un déconditionnement physique tel qu'il puisse être responsable de l'apparition d'une entorse lombaire ou de l'aggravation de celle-ci[132].

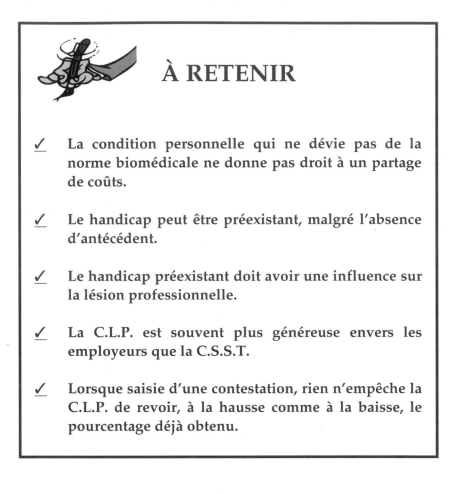

À RETENIR

✓ La condition personnelle qui ne dévie pas de la norme biomédicale ne donne pas droit à un partage de coûts.

✓ Le handicap peut être préexistant, malgré l'absence d'antécédent.

✓ Le handicap préexistant doit avoir une influence sur la lésion professionnelle.

✓ La C.L.P. est souvent plus généreuse envers les employeurs que la C.S.S.T.

✓ Lorsque saisie d'une contestation, rien n'empêche la C.L.P. de revoir, à la hausse comme à la baisse, le pourcentage déjà obtenu.

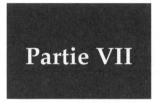

Partie VII

L'INJUSTICE À SUPPORTER LES COÛTS D'UNE LÉSION PROFESSIONNELLE

Il n'y a pas d'injustice à financer le régime qui indemnise les travailleurs blessés à cause de leur travail. Le système est conçu ainsi : ce sont les employeurs qui en supportent les coûts. Toutefois, il y a des situations où l'injustice est réelle lorsqu'il s'agit de payer pour certaines lésions professionnelles ou pour certains coûts. La loi le reconnaît expressément.

Dans le jargon de la C.S.S.T., l'injustice à porter des sommes au dossier financier de l'employeur est désignée par les termes « obérer injustement ». Les situations d'injustice sont aussi variées que multiples. La section qui suit en dresse les principales catégories.

Ainsi, la C.S.S.T. peut transférer les sommes versées en raison d'un accident du travail aux employeurs d'une unité, de plusieurs unités ou de toutes les unités lorsque l'imputation au dossier de l'employeur a pour effet de l'obérer injustement (art. 326, al. 2 L.A.T.M.P.). Il y a obération injuste lorsque des sommes ne devraient pas êtres portées au dossier de l'employeur pour des raisons de justice, selon le mérite du cas. Il faut donc analyser les circonstances propres au dossier, et non la situation financière de l'employeur, tel qu'invoqué encore récemment par la C.S.S.T. avant qu'elle ne modifie ses orientations administratives pour tenir compte de la jurisprudence sur la question[133].

La C.S.S.T. peut, de sa propre initiative, accorder un transfert de l'imputation si l'employeur est injustement obéré de sommes imputées à son dossier. En pratique, le transfert n'est accordé que sur demande de l'employeur, d'où l'importance de bien connaître les nombreuses situations qui justifient l'obtention de transfert de l'imputation, afin de respecter le délai d'un an prévu à la loi.

La loi prévoit également la possibilité d'un transfert de coûts pour obération injuste dans les cas de maladie professionnelle (art. 328, al. 3 L.A.T.M.P.). La distinction entre le recours au transfert de coûts pour un accident du travail ou celui pour une maladie professionnelle réside dans le délai accordé à l'employeur pour transmettre sa demande à la C.S.S.T. Ainsi, la demande de transfert pour obération injuste, dans le premier cas, est assortie d'un délai de un an. La demande de l'employeur visant plutôt la maladie professionnelle n'est assortie d'aucun délai.

La demande de transfert de coûts fondée sur l'injustice et visant tant l'accident du travail que la maladie professionnelle permet généralement à l'employeur d'obtenir un transfert de la totalité des coûts engagés dès le moment où débute la situation d'injustice, ou pour la période où elle sévit. Il peut s'agir, par exemple, de la période où une condition intercurrente (condition personnelle sans lien avec le travail) influence le dossier, ou lors de laquelle une assignation temporaire est interrompue pour une raison hors du contrôle de l'employeur. Un transfert de la totalité des coûts attribuables à la lésion professionnelle peut même, dans certaines circonstances, être obtenu. Les coûts sont transférés aux employeurs d'une unité, de plusieurs unités de classification, ou encore à l'ensemble des employeurs.

La notion d'injustice peut être l'unique motif invoqué dans une demande de transfert de coûts ou encore être combinée avec tout autre motif de transfert ou de partage de coûts. Par exemple, vous pourriez transmettre une demande de partage de l'imputation en raison d'un handicap préexistant et alléguer, dans le cadre de la même demande, que vous êtes obéré injustement, si votre preuve sur le handicap présente certaines lacunes. Pour vous, ce qui importe, c'est le résultat recherché. Autant faire valoir tous les arguments possibles.

> **Lorsque deux motifs de transfert ou de partage de coûts sont combinés dans la même demande, celle-ci doit respecter le plus court des délais applicables.**

Bien que chaque cas doive faire l'objet d'une analyse qui lui soit propre, les situations suivantes peuvent constituer, selon la jurisprudence, une obération injuste :

✓ la condition personnelle qui survient au cours de l'évolution de la lésion professionnelle ;

✓ l'interruption de l'assignation temporaire ;

✓ la négligence et l'absence de collaboration du travailleur ;

✓ le traitement médical et administratif irrégulier ou anormal du dossier ;

✓ la situation exceptionnelle, hors du contrôle de l'employeur.

1. LA CONDITION PERSONNELLE QUI SURVIENT AU COURS DE L'ÉVOLUTION DE LA LÉSION PROFESSIONNELLE

Une nouvelle condition qui survient au cours de l'évolution d'une lésion professionnelle est désignée par la C.S.S.T. par les termes « condition intercurrente ». Lorsqu'une telle condition interfère dans l'évolution normale d'une lésion professionnelle ou encore dans le processus de réadaptation, elle est susceptible d'entraîner le versement de sommes additionnelles par la C.S.S.T. La conséquence pour l'employeur est l'augmentation des coûts portés à son dossier pour une situation qu'il ne peut prévenir ni gérer. Il en résulte pour lui une situation d'injustice. Pour corriger cette situation, un transfert de coûts peut être accordé par la C.S.S.T.

On entend par « condition intercurrente » une condition purement personnelle qui se manifeste durant la période de consolidation d'une lésion professionnelle ou durant le processus de réadaptation et dont l'effet est d'en retarder l'échéance. Généralement, il s'agit d'une condition médicale pouvant découler d'une maladie ou d'une blessure. Toutefois, on peut également penser à une cure de désintoxication qui interfère dans l'évolution de la lésion professionnelle, en modifie le traitement ou en prolonge la consolidation.

Il peut s'agir, par exemple, d'un problème cardiaque nécessitant une hospitalisation et empêchant ainsi la poursuite de traitements de physiothérapie prescrits pour favoriser la consolidation rapide d'une entorse lombaire. Il peut s'agir également de la grossesse, incompatible avec certains tests diagnostics ou avec les traitements prescrits visant à favoriser le rétablissement de la travailleuse victime de lésion professionnelle.

Même si la politique administrative de la C.S.S.T. ne traite que des conditions intercurrentes ayant un effet sur la période de consolidation d'une lésion professionnelle, la jurisprudence comporte des exemples où un transfert de coûts a été accordé lorsqu'une condition intercurrente prolongeait ou compliquait le processus de réadaptation.

Par exemple, des transferts de coûts ont été accordés lorsque la condition intercurrente rend le travailleur incapable d'exercer tout emploi convenable[134], retarde la détermination d'un emploi convenable[135] ou empêche le travailleur de faire des démarches pour trouver un emploi convenable durant l'année de recherche d'emploi[136].

 Malgré l'origine personnelle d'une condition intercurrente, la C.S.S.T. continue d'accorder au travailleur les bénéfices de la loi. C'est pourquoi vous avez un intérêt manifeste à demander le transfert des coûts engagés durant la période où dure cette condition.

Les coûts qui résultent d'une condition intercurrente peuvent faire l'objet d'un transfert à l'ensemble des employeurs, à compter du moment où elle apparaît, ou pour la période où cette condition a pour effet d'altérer l'évolution de la lésion professionnelle ou celle du processus de réadaptation.

La condition intercurrente peut altérer l'évolution d'une lésion professionnelle lorsqu'elle :

✓   empêche un test diagnostic ;

✓   empêche les traitements appropriés ;

✓   retarde la consolidation ;

✓   retarde ou complique le processus de réadaptation.

> La condition intercurrente peut survenir à tout moment lors du cheminement d'un dossier de réclamation à la C.S.S.T. Vous devez donc demeurer vigilant lors de l'analyse des rapports médicaux d'évolution afin de déceler la survenance d'une condition intercurrente et demander un transfert de coûts dans le délai approprié.

2.   L'INTERRUPTION DE L'ASSIGNATION TEMPORAIRE

L'assignation temporaire du travailleur victime d'une lésion professionnelle à des tâches qu'il est capable d'exécuter selon le médecin traitant est un droit de l'employeur (art. 179 L.A.T.M.P.). Une assignation temporaire est conforme à la loi lorsque le médecin qui a charge atteste que :

✓   le travailleur est raisonnablement en mesure d'accomplir le travail proposé ;

✓   ce travail ne comporte pas de danger pour la santé, la sécurité et l'intégrité physique du travailleur ;

✓   ce travail est favorable à la réadaptation du travailleur.

Une fois l'assignation temporaire autorisée par le médecin qui a charge du travailleur, celui-ci doit s'y soumettre, sauf s'il y a contestation de sa part selon le processus prévu aux articles 37 à

37.3 de la *Loi sur la santé et la sécurité du travail*. Durant l'assignation temporaire, l'employeur doit verser au travailleur assigné le salaire et les avantages liés à l'emploi qu'il occupait au moment où s'est manifestée sa lésion, en lieu et place du versement de l'indemnité de remplacement du revenu par la C.S.S.T. L'assignation temporaire est évidemment un outil de gestion de première importance pour limiter les coûts associés à une lésion professionnelle et pour encourager le maintien du lien d'emploi.

Or il arrive que les travailleurs doivent interrompe l'assignation autorisée pour des motifs hors du contrôle de l'employeur. Il peut s'agir, par exemple, de conditions médicales d'origine personnelle, non reliées à la lésion professionnelle et incompatibles avec l'exécution des tâches de l'assignation. D'autres causes d'interruption de l'assignation sont reliées à la relation d'emploi ou aux relations du travail, et échappent parfois au contrôle de l'employeur. Lorsque l'assignation temporaire est interrompue, il y a généralement reprise du versement de l'indemnité de remplacement du revenu. Il peut en résulter une situation d'injustice pour l'employeur.

Les situations suivantes ont donné lieu à des transferts de coûts :

➡ accident personnel du travailleur entraînant des blessures le rendant incapable d'effectuer son assignation[137] ;

➡ maladie nécessitant une hospitalisation ou rendant le travailleur incapable d'effectuer son assignation[138] ;

➡ cure de désintoxication[139] ;

➡ incarcération[140] ;

➡ grossesse[141] ;

➡ démission du travailleur[142].

La C.L.P. a même accordé un transfert de l'imputation à un employeur ayant été dans l'impossibilité d'offrir l'assignation temporaire autorisée à un travailleur qu'il avait congédié en raison d'activités incompatibles de ce dernier avec l'état déclaré[143]. Il ne faut évidemment pas confondre cette situation avec celle d'un congédiement injustifié.

D'autres situations couramment invoquées ne donnent généralement pas droit au transfert de coûts, puisqu'elles sont considérées normales dans le contexte d'un contrat de travail ou de relations du travail :

➡ fin d'un contrat de travail à durée déterminée[144] ;

➡ grève[145] ;

➡ fermeture d'entreprise[146] ;

➡ mise à pied[147].

La C.L.P. a déjà accordé des transferts de coûts lorsqu'un travailleur assigné temporairement prend l'initiative de quitter pour la retraite[148], alors que la C.S.S.T. reprend le versement de l'indemnité de remplacement du revenu. L'employeur a donc tout intérêt à avoir en main une autorisation d'assignation temporaire valide avant le départ à la retraite afin d'alléguer que n'eût été cette retraite, l'assignation temporaire se serait poursuivie.

Les coûts qui découlent d'une assignation temporaire interrompue doivent faire l'objet d'un transfert à l'ensemble des employeurs. Ces coûts représentent généralement l'indemnité de remplacement du revenu versée pendant la période où l'assignation temporaire ne s'est pas poursuivie.

3.   LA NÉGLIGENCE ET L'ABSENCE DE COLLABORATION DU TRAVAILLEUR

a)   La négligence à l'origine de la lésion professionnelle

La négligence grossière et volontaire du travailleur, comme cause de l'accident qu'il a subi, peut mener au refus de sa réclamation par la C.S.S.T. (art. 27 L.A.T.M.P.). Toutefois, même causée par une négligence de cet ordre, la lésion du travailleur sera quand même indemnisée si elle entraîne un décès ou une atteinte permanente grave.

On peut généralement conclure à la négligence grossière et volontaire du travailleur devant un geste téméraire ou une insouciance déréglée[149]. La simple imprudence, omission ou erreur de jugement ne constitue généralement pas une négligence grossière et volontaire suffisante pour faire obstacle à l'admissibilité d'une réclamation pour lésion professionnelle.

Lorsque la C.S.S.T. accepte d'indemniser une lésion professionnelle subie par un travailleur ayant fait preuve de négligence grossière et volontaire, l'employeur peut demander le transfert des coûts de cette lésion, puisque l'imputation à son dossier peut avoir pour effet de l'obérer injustement.

La C.S.S.T. accorde un transfert de coûts dans les cas où elle reconnaît la négligence grossière et volontaire du travailleur comme cause de l'accident subi. Dans la foulée, la C.L.P. a refusé d'accorder des transferts de coûts devant une négligence simple, soulignant que l'octroi d'un transfert de coûts dans les circonstances n'inciterait pas l'employeur à s'assurer du respect des règles de sécurité[150].

D'autres décisions de la C.L.P. nous enseignent que devant certains comportements non sécuritaires, bien que la notion de négligence grossière et volontaire ne soit pas retenue, un transfert de coûts peut quand même être accordé, puisque le choix du travailleur de contrevenir à une consigne, par exemple, est hors du contrôle de l'employeur[151]. Une demande de transfert de coûts dans de tels cas est donc recommandée.

Toutefois, l'employeur aura avantage à établir qu'il n'a pas fait preuve de laxisme à l'égard des manquements aux règles de sécurité dans son entreprise et que son suivi ou ses interventions à cet égard sont appropriés[152]. À défaut, l'instance saisie de la demande pourrait conclure que l'employeur est également responsable de l'accident engendré par l'imprudence du travailleur et que l'imputation des coûts à son dossier financier est justifiée.

Un transfert de coûts peut être accordé, par exemple, lorsque :

➡ le travailleur ne porte pas l'équipement de protection ou de sécurité obligatoire, alors que l'intolérance de l'employeur pour ces manquements peut être démontrée[153] ;

➡ le travailleur utilise une méthode de travail dangereuse[154] ;

➡ la C.S.S.T. a conclu que la lésion est attribuable à la négligence grossière et volontaire du travailleur, mais le décès ou une atteinte permanente grave en a découlé, d'où l'indemnisation[155].

On a même reconnu que l'employeur a droit au transfert de coûts attribuables à une lésion professionnelle subie par un travailleur ayant délibérément caché l'existence de limitations fonctionnelles lors de son embauche. Le travail obtenu contrevenait clairement aux limitations fonctionnelles du travailleur, d'où la lésion subie. L'imputation à l'employeur des coûts résultant de cette lésion aurait eu pour effet de l'obérer injustement et, par conséquent, ils ont été transférés à l'ensemble des employeurs[156].

> La **vigilance dont vous devez faire preuve à l'égard du respect des règles de sécurité constitue non seulement une mesure de prévention, mais également un élément de preuve permettant parfois de limiter l'impact financier de la lésion qui n'a pu être évitée.**

b) L'absence de collaboration dans le suivi du dossier

Une collaboration déficiente du travailleur lors du suivi médico-administratif de son dossier peut s'illustrer par les situations suivantes :

➡ il retarde volontairement les consultations médicales :

- en ne faisant pas renouveler sa carte d'assurance maladie, ce qui complique l'obtention de consultations médicales[157] ;

- en annulant une chirurgie, puisqu'il a une préférence pour un chirurgien au privé [158] ;

➡ il y a également les cas où le travailleur :

- entrave ou omet de se soumettre à l'examen médical demandé par l'employeur ou par la C.S.S.T. ;

- retarde le processus de réadaptation ;

- refuse d'effectuer le travail qui lui est assigné temporairement.

Ces dernières situations doivent d'abord amener la C.S.S.T. à suspendre le versement de l'indemnité de remplacement du revenu (art. 142 L.A.T.M.P.). Si la C.S.S.T. refuse de la faire, l'employeur peut alternativement demander de transférer à l'ensemble des employeurs les sommes versées en raison du manquement du travailleur, puisqu'il en est obéré injustement.

Un transfert de coûts devrait être accordé à compter du moment où l'indemnisation aurait pu prendre fin, n'eût été le manque de collaboration du travailleur ou pour la période où l'indemnisation a été prolongée, vu le manquement du travailleur. Cette période varie selon les circonstances propres à chaque cas. Les coûts sont transférés à l'ensemble des employeurs.

4. LE TRAITEMENT MÉDICO-ADMINISTRATIF DU DOSSIER

a) Par la C.S.S.T.

La C.S.S.T. a pour mandat d'administrer le régime d'indemnisation des lésions professionnelles et de voir à l'application de la loi. Les administrés, travailleurs ou employeurs, sont en droit de s'attendre à une gestion diligente. Bien que l'employeur doive effectuer le suivi de ses dossiers de lésions professionnelles, l'organisme, en tant qu'agent payeur et fiduciaire des cotisations des employeurs qui le financent, joue un rôle de premier plan quant au suivi qui doit être effectué entre les divers intervenants.

Or il peut arriver que la C.S.S.T. fasse preuve de laxisme ou qu'elle commette des erreurs, même de bonne foi, dans le traitement médico-administratif d'un dossier. Lorsque la conséquence observée est de prolonger indûment l'indemnisation, il devient alors injuste pour l'employeur d'en assumer l'imputation des coûts. L'employeur peut donc, selon les circonstances, bénéficier d'un transfert de coûts.

Il peut s'agir, par exemple, de cas où l'agent de la C.S.S.T. responsable du suivi du dossier a :

➡ omis ou longuement tardé à intervenir auprès du médecin traitant afin d'obtenir les documents attendus de sa part et nécessaires à la gestion du dossier, comme un rapport d'évaluation médicale ;

➡ commis une erreur ayant retardé le processus de contestation ou l'émission d'une décision, comme une erreur de bonne foi sur l'identité du médecin traitant ayant retardé l'obtention d'un avis du Bureau d'évaluation médicale (B.E.M.) d'au moins un an[159].

> **Même si vous alléguez que la C.S.S.T. a traité un dossier de façon inappropriée, vous devez démontrer que vous avez fait preuve de diligence dans le suivi du dossier. Vous ne devez pas laisser la C.S.S.T. gérer seule le dossier et attendre qu'elle utilise, par exemple, son droit à l'expertise médicale, alors que vous disposez du même droit.**

Certains délais, bien que longs et coûteux pour l'employeur, sont attribuables à l'application de la loi par la C.S.S.T. et ne donnent généralement pas droit à un transfert de coûts[160]. Ainsi, à moins de circonstances exceptionnelles ou de délais déraisonnables, certains processus assortis de longs délais sont applicables à tous les employeurs et ne justifient pas un transfert des coûts[161], tels que :

➡ le processus d'évaluation médicale impliquant notamment un droit de réplique de 30 jours du médecin qui a charge au sujet du rapport de l'expert de l'employeur ;

➡ le processus de révision administrative ;

➡ les délais d'attente pour une audition devant la C.L.P.

Néanmoins, les employeurs ne devraient pas faire les frais de certains délais entourant la date de fin du droit aux bénéfices de la loi. Par exemple, dans les situations présentées dans le tableau qui suit, la capacité à exercer l'emploi ne sera connue que longtemps après la date de consolidation de la lésion, ce qui justifie généralement un transfert des sommes imputées selon les paramètres qui suivent :

Consolidation	Limitations fonctionnelles	Capacité à exercer l'emploi prélésionnel	Transfert de l'imputation
Rapport médical final prévoyant une atteinte permanente et des limitations fonctionnelles	Avis du B.E.M. quatre mois plus tard, n'accordant aucune limitation fonctionnelle	Rétroactive à la date de consolidation (rapport médical final)	Transfert de l'indemnité et de l'assistance médicale à compter de la consolidation
Avis du B.E.M.	Rapport médical final un mois et demi plus tard, sans atteinte permanente ni limitation fonctionnelle	Rétroactive à la date de consolidation retenue par le B.E.M.	Transfert de l'indemnité et de l'assistance médicale à compter de la consolidation
Rapport du médecin désigné par l'employeur retenu par les parties dans un règlement à la C.L.P.	Aucune selon le rapport du médecin désigné par l'employeur retenu par les parties dans un règlement à la C.L.P.	Rétroactive à la date de consolidation retenue par les parties et confirmée par la C.L.P.	Transfert de l'indemnité et de l'assistance médicale à compter de la consolidation[162]
Rapport du médecin désigné par l'employeur retenu par les parties dans un règlement à la C.L.P.	Aucune selon le rapport médical final du médecin traitant obtenu deux mois après l'accord entre les parties	Rétroactive à la date de consolidation retenue par les parties et confirmée par la C.L.P.	Transfert de l'indemnité à compter de la consolidation[163]

L'employeur n'a pas à être pénalisé par la lenteur du système lorsque la fin du droit aux bénéfices de la loi n'est connue qu'au terme de différentes procédures[164]. Ce droit au transfert vise tant l'indemnité versée que l'assistance médicale.

Ainsi, lorsqu'une lésion professionnelle est consolidée sans nécessité de soins additionnels, sans atteinte permanente ni limitation fonctionnelle, rien ne justifie, sauf circonstances exceptionnelles, que le travailleur bénéficie de l'assistance médicale. Le dossier de l'employeur ne devrait pas être imputé de ces frais, postérieurs à la consolidation[165]. Également, il est déraisonnable pour la C.S.S.T. d'exiger que l'employeur établisse, pour chacune des visites postérieures à la consolidation de la lésion, qu'elles n'y sont pas reliées afin d'obtenir le transfert des coûts afférents[166]. Il s'agit d'un fardeau beaucoup trop difficile à satisfaire.

> **Devant une décision faisant rétroagir la date de capacité à exercer l'emploi ou devant la consolidation d'une lésion sans limitation fonctionnelle, vous devez vous assurer, par le biais des différents relevés d'imputation reçus de la C.S.S.T., que les coûts postérieurs à ces dates soient retirés de votre dossier.**

À défaut, vous devez demander à la C.S.S.T. un transfert des coûts reliés tant à l'indemnité versée qu'à l'assistance médicale.

b) Par le médecin traitant ou le système de santé

Les conditions d'exercice auxquelles sont soumis certains médecins traitants de même que les délais attribuables à notre système de santé contribuent souvent à prolonger l'indemnisation. On peut penser notamment à l'attente de plusieurs mois avant que le travailleur puisse consulter un spécialiste.

On peut également penser au médecin traitant qui ne répond pas aux demandes de la C.S.S.T. ou de l'employeur, ou qui refuse systématiquement toute assignation temporaire ou ne l'autorise qu'à des conditions particulières difficilement réalisables. Or la bonne foi du médecin traitant devant se présumer, il a été reconnu que ces situations n'ont pas pour effet d'obérer injustement l'employeur[167]. Ainsi, de telles situations n'ont généralement pas permis, à ce jour, d'obtenir un transfert de coûts, à moins de circonstances exceptionnelles, telle qu'une erreur du médecin ou d'un centre hospitalier[168].

Quant aux délais du système de santé, la C.L.P. estime qu'ils n'ont habituellement pas pour effet d'obérer injustement l'employeur. Le raisonnement est simple : tous les travailleurs et tous les employeurs y sont confrontés[169]. Par exemple, un délai de quelques mois avant d'être soumis à une résonance magnétique ou de subir une intervention chirurgicale ou de consulter un spécialiste ne donne généralement pas lieu à un transfert de coûts. Cependant, certaines situations peuvent déborder de ce cadre établi. Par exemple, les situations qui suivent peuvent donner lieu à un transfert de coûts :

➡ délai de deux ans pour subir une chirurgie d'un jour en raison du manque d'équipement du centre hospitalier et du défaut de référer le travailleur à un autre établissement[170] ;

➡ report d'un an et demi d'une chirurgie, étant donné la cessation par le médecin de ses activités professionnelles et une nouvelle période d'attente pour recevoir ce traitement par un autre médecin[171] ;

➡ tout autre délai exorbitant de ceux qui sont prévisibles, compte tenu du système de santé.

Un transfert de coûts devrait être accordé pour la période durant laquelle l'évolution du dossier a été retardée. Les faits propres à chaque cas permettent d'identifier cette période. Il peut s'agir, par exemple, d'un transfert des coûts engagés entre le report d'une première chirurgie et la date où celle-ci est finalement réalisée. Les coûts sont transférés à l'ensemble des employeurs.

5.   LA SITUATION HORS DU CONTRÔLE DE L'EMPLOYEUR

Certaines situations où surviennent des lésions professionnelles échappent totalement au contrôle de l'employeur et même à celui du travailleur. L'employeur peut alors demander à la C.S.S.T. de déclarer qu'il est obéré injustement des coûts imputés à la suite de cette lésion et en obtenir le transfert.

Pensons, par exemple, à un évanouissement sans lien avec le travail et qui entraîne une lésion grave.

On peut également penser aux situations suivantes :

➡ geste civique, telle une tentative de réanimation d'un collègue, entraînant un syndrome de stress post-traumatique[172] ;

➡ phénomène de société, tel un suicide, entraînant une lésion psychologique chez le travailleur qui en est témoin[173] ;

➡ « Act of God », telle l'électrocution imprévisible d'un technicien en structure, alors que la procédure de mise à la terre était adéquate[174] ;

➡ toute autre situation imprévue et échappant au contrôle de l'employeur, telle la manifestation d'une condition personnelle au travail, à l'origine d'une lésion profession-nelle[175].

Un transfert de la totalité des coûts attribuables à la lésion professionnelle peut être obtenu. Ces coûts sont transférés à l'ensemble des employeurs.

6. LISTE DE CONTRÔLE

– Transfert de coûts en raison d'une obération injuste

LES DÉLAIS

✓ La demande de transfert de coûts en raison d'une obération injuste doit être transmise à la C.S.S.T. dans l'année suivant la <u>date de l'accident du travail.</u>

Date de l'accident : _____

La demande doit être faite au plus tard le _____

LA DEMANDE

✓ Dans le cas d'une <u>condition intercurrente</u>, l'employeur peut motiver sa demande écrite par les éléments suivants :

– le diagnostic de la lésion professionnelle ;

– le plan de traitement ;

– l'évolution prévisible de la lésion professionnelle ;

– l'identification de la condition intercurrente et sa date d'apparition ;

– la durée de la condition intercurrente ;

– l'effet de la condition intercurrente sur l'évolution de la lésion ou sur le processus de réadaptation, et notamment :

  • le retard du plan de traitement ;

- le retard de tests diagnostiques ;

- le retard de la consolidation ;

- le retard du processus de réadaptation.

✓ **Dans le cas de l'interruption de l'assignation temporaire, l'employeur peut motiver sa demande écrite par les éléments suivants :**

– la date d'autorisation de l'assignation temporaire par le médecin traitant ;

– la situation empêchant l'assignation ou y mettant fin ;

– la date d'interruption de l'assignation temporaire ;

– le cas échéant, la date où l'assignation temporaire a pu être reprise.

✓ **Dans le cas où la négligence du travailleur est à l'origine de sa lésion professionnelle, l'employeur peut motiver sa demande écrite par les éléments suivants :**

– les circonstances entourant l'accident ;

– la témérité du travailleur ou le non-respect de règles de sécurité claires et connues ;

– la relation entre le geste téméraire posé et l'accident ;

– la diligence de l'employeur qui s'assure que les règles de sécurité soient respectées, notamment par l'imposition de mesures disciplinaires.

✓ **Devant le <u>manque de collaboration du travailleur</u> retardant l'évolution du dossier ou devant le <u>traitement médico-administratif inapproprié</u> par la C.S.S.T. ou par le médecin traitant ou en raison de <u>délais inhabituels attribuables au système de santé</u>, l'employeur peut motiver sa demande écrite par les éléments suivants :**

– un bref historique du dossier, incluant les circonstances à l'origine de l'accident, les diagnostics acceptés par la C.S.S.T., le plan de traitement, les décisions rendues par la C.S.S.T. et les litiges en cours ;

– les événements à l'origine d'un retard ou d'une complication dans le suivi du dossier ;

– la période durant laquelle l'évolution du dossier a été retardée (la période durant laquelle l'employeur est obéré injustement).

✓ **Devant une situation <u>hors du contrôle de l'employeur</u> et à l'origine d'une lésion professionnelle, l'employeur peut motiver sa demande écrite par les éléments suivants :**

– les circonstances à l'origine de l'accident ;

– l'absence de contrôle de l'employeur sur ces circonstances.

7.   MODÈLE

– Demande de transfert de coûts

[Date]

C.S.S.T. – Direction générale
[Adresse]

[Dossier]

**Demande de transfert de coûts
L'employeur est obéré injustement
(Article 326, al. 2 L.A.T.M.P.)**

Madame, Monsieur,

Par la présente, nous demandons à votre Commission d'appliquer les dispositions de l'article 326, al. 2 de la *Loi sur les accidents du travail et les maladies professionnelles* (L.A.T.M.P.) et ainsi procéder à un transfert des coûts imputés à notre dossier.

I - Bref rappel des faits

[Énumérer les faits en vous référant à section pertinente de la liste de contrôle apparaissant aux pages précédentes.]

II - Notions pertinentes et application

L'article 326, al. 2 L.A.T.M.P. prévoit que l'employeur peut demander que les prestations dont l'imputation a pour effet de l'obérer injustement soient imputées aux employeurs de toutes les unités.

[Poursuivre la demande avec la section correspondant au motif à la base de la demande de transfert de coûts.]

...../2

/2

i) Maladie intercurrente

Plusieurs motifs permettent à un employeur de démontrer une obération injuste, notamment la condition intercurrente.

Nous sommes d'avis que l'imputation des sommes versées postérieurement au [date], date à laquelle la condition intercurrente s'est manifestée, soit [identifier la condition intercurrente], a pour effet de nous obérer injustement. En effet, la condition intercurrente a [empêché la poursuite de traitements, et/ou prolongé la période de consolidation et/ou prolongé le processus de réadaptation, etc.]. Ces sommes doivent être transférées à l'ensemble des employeurs.

ii) Interruption de l'assignation temporaire

Plusieurs motifs permettent à un employeur de démontrer une obération injuste, notamment l'interruption ou la fin de l'assignation temporaire pour une raison hors du contrôle de l'employeur.

Nous sommes d'avis que l'imputation des sommes versées postérieurement au [date], date à laquelle monsieur a été empêché d'effectuer le travail assigné temporairement et autorisé par son médecin traitant, a pour effet de nous obérer injustement. Ces sommes doivent être transférées à l'ensemble des employeurs.

iii) Négligence du travailleur à l'origine de sa lésion professionnelle

Plusieurs motifs permettent à un employeur de démontrer une obération injuste, notamment lorsque la lésion professionnelle ne serait pas survenue n'eût été la négligence du travailleur.

Nous sommes d'avis que l'imputation des coûts attribuables à la lésion professionnelle survenue le [date] a pour effet de nous obérer injustement.

...../3

/3

En effet, n'eût été la négligence du travailleur qui a [décrire le comportement négligent du travailleur], il n'aurait pas été victime d'un accident du travail. Ainsi, l'imputation des coûts attribuables à cette lésion professionnelle à notre dossier aurait pour effet de nous obérer injustement. Ces coûts doivent être transférés à l'ensemble des employeurs.

iv) Manque de collaboration du travailleur retardant l'évolution du dossier

Plusieurs motifs permettent à un employeur de démontrer une obération injuste, notamment lorsque le comportement du travailleur a pour effet de retarder le suivi médical, la consolidation de sa lésion ou le processus de réadaptation.

Nous sommes d'avis que l'imputation de certains coûts attribuables à la lésion professionnelle survenue le [date] a pour effet de nous obérer injustement.

En effet, [décrire les éléments qui démontrent l'absence de collaboration du travailleur et les conséquences sur le suivi du dossier].

Aussi, les sommes versées entre [indiquer la période durant laquelle l'évolution du dossier a été retardée] doivent être transférées à l'ensemble des employeurs.

v) Traitement médico-administratif inapproprié de la C.S.S.T. ou par le médecin traitant ou en raison de délais inhabituels attribuables au système de santé

Plusieurs motifs permettent à un employeur de démontrer une obération injuste, notamment lorsque le traitement médical ou administratif du dossier est inadéquat ou anormal ou lorsque des délais inhabituels sont attribuables au système de santé.

.../4

/4

Nous sommes d'avis que l'imputation de certains coûts attribuables à la lésion professionnelle a pour effet de nous obérer injustement.

En effet, [décrire la situation anormale entraînant des délais inhabituels].

Aussi, les sommes versées entre [indiquer la période durant laquelle l'évolution du dossier a été retardée] doivent être transférées à l'ensemble des employeurs.

vi) Situation hors du contrôle de l'employeur

Plusieurs motifs permettent à un employeur de démontrer une obération injuste, notamment lorsque la lésion professionnelle est survenue dans des circonstances totalement hors du contrôle de l'employeur, ce qui est le cas en l'espèce. En effet, [décrire les circonstances à l'origine de l'accident du travail]. Nous n'avions aucun contrôle sur la situation décrite plus haut.

Aussi, l'imputation des coûts attribuables à l'accident du travail à notre dossier aurait pour effet de nous obérer injustement. Nous demandons donc qu'ils soient transférés à l'ensemble des employeurs.

III - Conclusions

Considérant tout ce qui précède ;

Nous vous demandons de procéder à un transfert de [indiquer s'il s'agit de la totalité des coûts de la lésion ou indiquer la période visée si requis] à l'ensemble des employeurs.

Dans l'attente d'une décision de votre part, nous vous prions d'agréer, Madame, Monsieur, l'expression de nos sentiments distingués.

[Nom et signature]

8.   CAS VÉCUS

– Transfert de coûts accordé

Condition intercurrente

⇗   Travailleuse enceinte ayant subi une entorse lombaire. La grossesse a empêché la prise de médication, les tests diagnostiques et a limité grandement les traitements prodigués en physiothérapie. La grossesse a entraîné un stress supplémentaire pour la colonne lombaire. Transfert à l'ensemble des employeurs des coûts postérieurs à la période de consolidation normale d'une entorse lombaire[176].

⇗   Travailleur ayant subi une appendicite après la consolidation de sa lésion professionnelle. Cette condition a eu pour effet de suspendre le traitement du dossier par le conseiller en réadaptation. Les coûts pour la période de deux mois où le processus de réadaptation a été suspendu en raison de la condition intercurrente sont transférés à l'ensemble des employeurs[177].

Interruption de l'assignation temporaire

⇗   Assignation temporaire interrompue à la suite d'un accident de la route ayant rendu le travailleur incapable de réaliser le travail qui lui était assigné temporairement, jusqu'à la date de la consolidation de sa lésion professionnelle. Transfert de coûts à l'ensemble des employeurs à compter de la date de l'accident de la route jusqu'à la consolidation de la lésion professionnelle[178].

✍ Refus systématique du médecin traitant d'autoriser l'assignation temporaire, non pas en raison d'une incapacité découlant
de la lésion professionnelle à caractère physique, mais en
raison d'une condition psychologique invalidante et
empêchant tout travail avec le public. Transfert de coûts à
l'ensemble des employeurs à compter du refus du médecin
d'autoriser un retour au travail en raison de la condition
psychologique jusqu'au moment où la travailleuse a pu
effectuer l'assignation temporaire[179].

✍ Assignation temporaire autorisée, mais impossible à réaliser,
étant donné le départ du travailleur à l'extérieur du pays pour
des vacances, départ malgré la prescription de traitements par
le médecin traitant. L'employeur est obéré injustement durant
la période des vacances du travailleur, et les coûts sont
transférés à l'ensemble des employeurs[180].

✍ Assignation temporaire interrompue par la prise d'une
retraite anticipée par le travailleur dans le cadre d'un vaste
programme auquel l'employeur ne pouvait se soustraire.
Transfert des coûts postérieurs à la date de la retraite[181].

Négligence ou manque de collaboration du travailleur

✍ Travailleur effectuant de l'abattage manuel d'arbres. Un
peuplier qu'il venait de couper accroche, dans sa chute, un
érable rouge qui, sous l'effet de coup de fouet, casse, tombe sur
lui et entraîne son décès. Malgré une formation et une
certification sur les techniques sécuritaires, il a utilisé une
technique de travail totalement prohibée, parce que
dangereuse. En agissant de la sorte, il a fait preuve de
négligence grossière et volontaire. Le transfert de la totalité des
coûts relatifs à sa lésion est accordé [182].

✧ Travailleur ayant omis de déclarer des limitations fonctionnelles découlant d'une lésion professionnelle antérieure,
lors de son embauche. L'emploi obtenu ne respectant pas ses
limitations fonctionnelles, il a subi une grave lésion à l'épaule
deux semaines après son embauche. Transfert de la totalité des
coûts attribuables à la lésion professionnelle à l'ensemble des
employeurs[183].

✧ Briqueteur-maçon ayant subi des traumatismes multiples
sévères lorsque la nacelle dans laquelle il prenait place, et qui
n'était pas fixée au chariot élévateur, a basculé. L'employeur
ne pouvait prévoir que le travailleur embauché depuis peu de
temps allait adopter un tel comportement. Aucun retard sur le
chantier aurait pu inciter à ne pas respecter les règles élémen-
taires de sécurité. De plus, le travailleur n'a pas respecté les
recommandations reçues visant le respect de la procédure de
fixation de la nacelle. Le comportement téméraire du travailleur a été adopté au détriment de l'employeur. Ce dernier ne
doit pas assumer les coûts de la lésion subie[184].

Traitement médico-administratif du dossier

✧ Chirurgie prévue pour l'automne 2002 à la suite de
l'amputation de deux doigts. En octobre 2002, le travailleur
avise la C.S.S.T. de l'absence du chirurgien jusqu'en septembre
2003. Ce n'est qu'en avril 2004 que le travailleur a été opéré,
dans un délai de six mois suivant le retour de son médecin. Le
délai à subir la chirurgie est imputable au départ de son
médecin et au fait que le nom du travailleur n'ait pas été inscrit
à d'autres listes d'attente. Transfert des coûts à l'ensemble des
employeurs entre la date de la première chirurgie annulée et
celle où la chirurgie a finalement été effectuée[185].

✧ Médecin ayant recommandé une chirurgie pour traiter une déchirure de la coiffe des rotateurs, dans un délai de six mois à un an. Six mois plus tard, il ajoute un nouveau délai de six à douze mois avant que la chirurgie ne puisse être réalisée. Près d'un an plus tard, le médecin écrit à la C.S.S.T. afin d'expliquer que c'est la non-disponibilité d'une table d'opération permettant une intervention en position assise qui entraîne un nouveau report de sept mois. L'employeur n'a pas à subir les frais d'un manque d'équipement et du fait que le travailleur n'ait pas été référé ailleurs, où la table requise était disponible. Transfert des coûts à l'ensemble des employeurs entre la date où la première chirurgie aurait dû être réalisée et la date où elle a été effectivement réalisée, plus de deux ans plus tard[186].

✧ Un travailleur conteste l'autorisation d'une assignation temporaire par son médecin traitant. La C.S.S.T. lui verse donc de l'indemnité de remplacement du revenu jusqu'à ce qu'elle traite la contestation et confirme la validité de l'assignation temporaire. Les coûts versés durant la période de contestation de l'assignation temporaire ne peuvent être imputés à l'employeur[187].

Situation hors du contrôle de l'employeur

✧ Travailleur ayant démissionné et déménagé dans l'Ouest canadien le jour même de la survenance de sa lésion professionnelle. En raison de ce déménagement, l'employeur n'a pas été en mesure de proposer une assignation temporaire, de demander un examen par son médecin désigné, puis d'obtenir l'avis du B.E.M. Cette situation a pour effet de l'obérer injustement, de sorte que la totalité des coûts de cette lésion professionnelle doit être transférée à l'ensemble des employeurs[188].

⇗ Travailleur s'étant étouffé avec sa salive, ayant perdu
conscience et s'étant infligé une commotion cérébrale et une
contusion au coude en tombant sur le sol. L'employeur ne
pouvait aucunement prévenir cet événement qui s'est produit
de façon fortuite et qui ne peut se rattacher aux activités
économiques de l'employeur, une imprimerie. Transfert de la
totalité des coûts accordé[189].

⇗ Travailleur de la construction frappé par une feuille de
contreplaqué qui a été projetée vers lui par un violent coup
de vent, alors qu'il était sur un échafaud. Il s'agit d'un « Act
of God » ou un cas de force majeure, soit un phénomène
climatique échappant totalement au contrôle de l'employeur.
La totalité des coûts attribuables à la lésion doit être transférée
à l'ensemble des employeurs[190].

⇗ Travailleur témoin d'une transaction de drogue sur les lieux
du travail. Trouble de l'adaptation et désordre de stress
post-traumatique après avoir reçu des menaces de mort par
l'un des collègues impliqué dans la transaction. L'auteur des
menaces a été déclaré coupable d'une infraction criminelle et
congédié. La lésion professionnelle résulte d'un acte criminel
et exceptionnel qui ne peut aucunement être considéré comme
un risque inhérent aux activités de l'employeur. Transfert de la
totalité des coûts à l'ensemble des employeurs[191].

⇗ Chauffeur d'autobus scolaire victime d'une chute sur la glace
en allant aider une élève handicapée à se relever, alors qu'elle
était tombée sur le terrain de ses parents. Il s'agit d'un acte de
civisme. L'imputation des coûts reliés à cet accident doit faire
l'objet d'un transfert à l'ensemble des employeurs, car elle
aurait pour effet d'obérer injustement l'employeur. Il ne s'agit
pas de la faute d'un tiers, en l'absence d'une contribution
majoritaire du tiers dans l'accident[192].

☞ Travailleur hospitalisé et traité par chirurgie en raison d'une perforation traumatique du rectum à la suite d'une mauvaise blague d'un collègue ayant pointé son fusil à air sur ses fesses. L'employeur n'avait aucun contrôle sur la situation à l'origine de l'accident. Les employés avaient été prévenus que les jeux dangereux n'étaient pas tolérés. La totalité des coûts doit être transféré à l'ensemble des employeurs[193].

– **Transfert de coûts refusé**

Condition intercurrente

☞ Travailleuse enceinte victime d'une entorse à la cheville et d'une entorse lombaire. L'employeur n'est pas obéré injustement, puisqu'il a choisi de ne pas tenter d'assigner temporairement un travail à son employée. De plus, il est possible que l'évolution d'une entorse lombaire soit altérée par une grossesse. Cependant, l'employeur n'en n'a pas fait la preuve[194].

☞ L'employeur allègue qu'une condition intercurrente, soit une appendicectomie, a empêché le travailleur de recevoir des traitements de physiothérapie, ce qui a retardé la consolidation de la lésion. Or le médecin n'a pas prescrit à nouveau de la physiothérapie après l'appendicectomie et rien dans la preuve ne démontre que la lésion professionnelle, une entorse lombaire, aurait été consolidée plus rapidement, n'eût été la condition intercurrente[195].

↝ L'employeur allègue qu'une condition intercurrente sous forme de lésion psychologique sans lien avec le travail a empêché la travailleuse de se trouver un emploi convenable. À la suite de la détermination d'un emploi convenable, la travailleuse reçoit l'indemnité de remplacement du revenu pendant une année, que l'on appelle communément « année de recherche d'emploi ». Le droit à l'indemnité durant cette année découle de la simple application de la loi. L'employeur n'est donc pas obéré injustement[196].

Interruption de l'assignation temporaire

↝ L'assignation temporaire avait été autorisée par un médecin, mais le travailleur a depuis changé de médecin à trois reprises. Aucun de ces trois médecins n'a évalué la capacité du travailleur à effectuer l'assignation temporaire, par le biais des formulaires usuels de la C.S.S.T. L'employeur ne peut donc affirmer que, n'eût été la présence d'une condition intercurrente, le travailleur aurait effectué une assignation temporaire autorisée par son médecin traitant. Il n'est donc pas obéré injustement[197].

↝ Un employeur allègue qu'une appendicectomie constitue une condition intercurrente ayant empêché le travailleur d'effectuer l'assignation temporaire autorisée. Or il n'y a pas de preuve que l'assignation temporaire était disponible à l'époque de l'hospitalisation, qu'elle a été offerte et autorisée conformément aux dispositions de l'article 179 L.A.T.M.P. Il ne suffit pas d'alléguer que le travailleur aurait pu effectuer de l'assignation temporaire pour prétendre à l'obération injuste[198].

Négligence ou manque de collaboration du travailleur

☞ Travailleur ayant subi une fracture du tibia et du péroné en descendant d'un chariot mobile sur lequel il était monté pour placer du matériel, malgré une consigne de l'employeur. Il ne s'agit pas de négligence grossière et volontaire. L'employeur n'a pas sanctionné le geste de l'employé. Lui accorder un transfert de l'imputation seulement parce que le travailleur a été négligent n'inciterait pas l'employeur à faire respecter les règles de sécurité, ce qui serait contraire à l'esprit de la *Loi sur la santé et la sécurité du travail*[199].

☞ Un travailleur victime d'une entorse lombaire a omis de se présenter à des rendez-vous avec son médecin, à des traitements de même qu'à des examens demandés par la C.S.S.T. et par l'employeur. Cependant, malgré ces omissions du travailleur, des examens médicaux confirment que sa lésion professionnelle n'était pas consolidée. De plus, l'employeur ne s'est pas prévalu de son droit de demander l'avis du B.E.M., laissant à la C.S.S.T. le soin de le faire. L'omission de l'employeur ne peut être effacée par un transfert de l'imputation[200].

☞ On ne peut forcer un travailleur à accepter une chirurgie qui lui est recommandée, d'autant plus que la discoïdectomie n'offre aucune garantie de succès. Rien ne prouve qu'il n'y aurait pas eu d'atteinte permanente et de limitations fonctionnelles ou que le travailleur n'aurait pas eu droit à la réadaptation s'il s'était soumis à cette chirurgie. L'employeur n'est pas obéré injustement par le refus du travailleur[201].

Traitement médical et administratif du dossier

☞ Délai d'un an avant que la travailleuse ne puisse obtenir une consultation en orthopédie, à la suite d'un avis du Bureau d'évaluation médicale recommandant cette consultation. Rien ne permet de conclure qu'il s'agit d'un délai inacceptable ou exceptionnel, compte tenu des contraintes et du manque de personnel auxquels tous les hôpitaux font face. L'employeur aurait pu lui-même faire évaluer la travailleuse par l'orthopédiste de son choix[202].

☞ Débosseleur ayant quitté le Québec pour le Nouveau-Brunswick peu de temps après que la C.S.S.T. ait reconnu que son syndrome du tunnel carpien bilatéral constituait une lésion professionnelle. Les chirurgies recommandées après son déménagement n'ont été réalisées que sept mois plus tard. La lésion professionnelle a entraîné la reconnaissance d'atteinte permanente et de limitations fonctionnelles empêchant le travailleur de reprendre son emploi. L'employeur n'a pas démontré en quoi le changement de médecin rendu nécessaire par le déménagement a eu pour effet de l'obérer injustement. Aucune date de chirurgie n'était prévue au Québec[203].

☞ Traitement d'un dossier de réadaptation interrompu par la C.S.S.T. pendant environ sept mois en raison d'une absence prolongée de la conseillère qui le traitait. Il ne s'agit pas d'un délai exceptionnel, compte tenu des problèmes de personnel et d'assignation des dossiers qui font partie des aléas administratifs d'un organisme public[204].

Situation hors du contrôle de l'employeur

☞   Opérateur de chariot élévateur victime d'un choc émotif après qu'une charge qu'il manipulait ait glissé sur un inspecteur en incendie qui se trouvait là. Le travailleur lui a porté secours, mais le décès a été constaté. Il n'est pas possible de dissocier l'accident des risques inhérents à l'activité de l'employeur, dont les chutes de charges manipulées font partie. Il est impossible d'isoler le fait que le travailleur ait porté secours à la victime comme source de sa lésion psychologique[205].

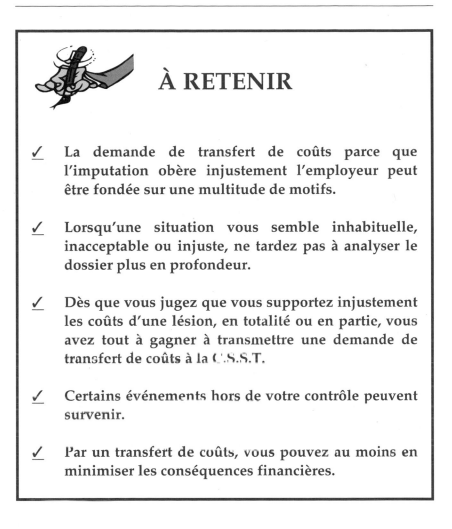

À RETENIR

✓ La demande de transfert de coûts parce que l'imputation obère injustement l'employeur peut être fondée sur une multitude de motifs.

✓ Lorsqu'une situation vous semble inhabituelle, inacceptable ou injuste, ne tardez pas à analyser le dossier plus en profondeur.

✓ Dès que vous jugez que vous supportez injustement les coûts d'une lésion, en totalité ou en partie, vous avez tout à gagner à transmettre une demande de transfert de coûts à la C.S.S.T.

✓ Certains événements hors de votre contrôle peuvent survenir.

✓ Par un transfert de coûts, vous pouvez au moins en minimiser les conséquences financières.

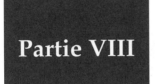

Partie VIII LE DÉSASTRE

De sa propre initiative, la C.S.S.T. peut procéder à un transfert des sommes versées à la suite d'un désastre (art. 330 L.A.T.M.P.). Un employeur peut également demander le transfert pour ce motif, même s'il s'agit, de prime abord, d'un pouvoir discrétionnaire de la C.S.S.T., et non d'un droit de l'employeur[206].

Dans l'éventualité où un transfert de coûts pour cause de désastre est accordé, la totalité des coûts relatifs à une lésion est retirée du dossier de l'employeur. Les sommes ainsi transférées sont imputées à une réserve prévue à la loi (art. 312, par. 1° L.A.T.M.P.). L'objectif principal de cette réserve est de supporter les coûts engagés en raison de circonstances particulières qui entraîneraient une augmentation trop considérable du taux de cotisation d'une unité de classification donnée.

1. LES CONDITIONS D'APPLICATION

Pour motiver sa demande de transfert de coûts pour cause de désastre, l'employeur doit d'abord établir l'existence du désastre subi par son entreprise. En fait, il doit démontrer que le désastre l'a touché directement. Certains commissaires exigent que le désastre ait eu une incidence importante sur les activités économiques de l'entreprise. Invoquer une catastrophe naturelle qui vise l'ensemble de la population ne suffit pas[207].

Un désastre est un événement funeste, un malheur très grave qui s'assimile à une catastrophe ou à un fléau majeur survenant à un employeur. Les événements suivants ont été qualifiés de désastre par la C.L.P. :

➡ le déluge du Saguenay de 1996[208] ;

➡ la crise du verglas de 1998[209] ;

➡ les attentats du 11 septembre 2001[210].

Par exemple, la tempête de verglas de 1998 a obligé un employeur, une municipalité, à déployer son plan d'urgence pendant plus de trois semaines. Les employés municipaux ont été assignés à des tâches différentes de celles qu'ils exerçaient habituellement. La tempête de verglas a complètement bouleversé les activités de l'employeur[211].

Pour motiver sa demande à la C.S.S.T., l'employeur doit de plus démontrer que les sommes versées en raison d'une lésion professionnelle sont dues à ce désastre.

Dans l'exemple qui précède, un manœuvre assigné au plan d'urgence s'est blessé au genou lors d'une chute sur la glace. Cet accident s'est produit alors qu'il s'acquittait de tâches différentes de celles qu'il effectuait habituellement. Par conséquent, les sommes versées en raison de la lésion professionnelle sont dues au désastre.

Malgré ce qui précède, la C.L.P. a refusé le transfert de coûts, puisqu'une troisième condition n'est pas remplie. Seulement deux travailleurs subissent des lésions professionnelles. Il est donc impossible de conclure que le désastre aurait entraîné une augmentation « trop considérable » du taux de cotisation de l'unité à laquelle appartient l'employeur. Une controverse importante existe quant à cette troisième condition imposée à l'employeur. Pour certains commissaires, la possibilité d'un transfert doit être considérée avec la nature de la réserve créée par la loi. Celle-ci vise des cas d'exception et très limités qui entraîneraient une augmentation trop considérable du taux de cotisation d'une unité de classification donnée.

Puisque cette démonstration est difficile, voire impossible à faire, d'autres commissaires considèrent que la possibilité pour l'employeur de bénéficier d'un transfert de coûts ne doit pas être assujettie à cette condition[212]. Pour ces commissaires, la réserve dont il est fait mention à la loi est plutôt un indicateur de la façon dont les coûts doivent être répartis dans un contexte de désastre et ne doit pas servir à nier le droit de l'employeur au transfert de coûts. Cette position nous apparaît refléter davantage le principe d'équité à la base des dispositions sur l'imputation des coûts prévues à la loi.

2. LISTE DE CONTRÔLE

– **Transfert de coûts à la suite d'un désastre**

LES DÉLAIS

✓ **La loi n'impose aucun délai pour demander le transfert de coûts à la suite d'un désastre.**

LA DEMANDE

✓ **L'employeur peut motiver sa demande écrite par les éléments suivants :**

– un désastre ;

– l'effet du désastre sur les activités de l'entreprise ;

– la lésion professionnelle reconnue ;

– le lien entre la lésion professionnelle et le désastre.

3.   MODÈLE

- ### Demande de transfert de coûts

[Date]

C.S.S.T. – Direction générale
[Adresse]

[Dossier]

Demande de transfert de coûts
Désastre
(Article 330 L.A.T.M.P.)

Madame, Monsieur,

Par la présente, nous demandons à votre Commission d'appliquer les dispositions de l'article 330 de la *Loi sur les accidents du travail et les maladies professionnelles* (L.A.T.M.P.) et ainsi procéder à un transfert des coûts imputés à notre dossier.

I - Bref rappel des faits

[Énumérer les faits en vous référant à la liste de contrôle apparaissant à la page précédente.]

II - Notions pertinentes

L'article 330 L.A.T.M.P. prévoit que les prestations dues à la suite d'un désastre soient retirées du dossier financier de l'employeur.

...../2

/2

Nous sommes d'avis que la lésion professionnelle subie par [nom du travailleur] résulte d'un désastre, soit [nommer la situation qui constitue un désastre], qui doit être considéré comme un événement funeste, un malheur très grave, tel que retenu par la jurisprudence de la C.L.P. En effet, n'eût été ce désastre, la lésion professionnelle mentionnée ne serait pas survenue.

III - Conclusions

Considérant tout ce qui précède ;

Considérant la présence d'un désastre et sa responsabilité dans la survenance de la lésion professionnelle.

Nous vous demandons de nous accorder un transfert de la totalité des coûts attribuables à la lésion professionnelle.

Dans l'attente d'une décision de votre part, nous vous prions d'agréer, Madame, Monsieur, l'expression de nos sentiments distingués.

[Nom et signature]

4. CAS VÉCUS

– Transfert de coûts refusé

☞ À la suite des attentats du 11 septembre 2001 à New York, l'employeur qui œuvre dans le domaine de l'aéronautique, a dû procéder à une mise à pied massive de travailleurs en assignation temporaire et il y a eu reprise du versement de l'indemnité de remplacement du revenu par la C.S.S.T. Les sommes versées ne sont pas directement attribuables au désastre du 11 septembre, un événement funeste, un malheur très grave. Elles découlent plutôt de l'application normale de la loi, lorsque l'assignation temporaire est interrompue. Le transfert est refusé, tant sous l'angle du désastre que sous l'angle de l'obération injuste au sens de l'article 326, al. 2 L.A.T.M.P.[213].

☞ Un travailleur debout sur des poutres d'acier fait une chute de 15 à 20 pieds et subit une lésion professionnelle. L'employeur allègue qu'il y avait encore de la glace à la suite de la tempête de verglas à certains endroits sur les structures. Bien que la crise du verglas constitue un désastre et que l'employeur n'ait pas à prouver un impact important sur son unité de classification, la description contemporaine de l'événement ne fait aucunement référence à la présence de glace sur la structure. Elle indique plutôt que le travailleur est tombé en détachant son câble pour changer de paroi. En l'absence de preuve prépondérante que les prestations sont dues à la suite d'un désastre, le transfert est refusé[214].

☞ Un travailleur se blesse lors d'une chute sur la glace en transportant du matériel pour le soustraire au verglas. La crise du verglas répond à la notion de désastre pour l'employeur qui a d'ailleurs dû arrêter sa production, faute d'alimentation en eau potable. De plus, la tâche durant laquelle l'accident s'est produit était exceptionnelle pour le travailleur. Aucun autre travailleur n'a subi de lésion professionnelle. Les coûts d'une seule réclamation ont peu d'impact sur l'unité à laquelle appartient l'employeur[215].

☞ Un travailleur à l'emploi d'un supermarché se blesse en chutant sur le terrain de stationnement glacé. L'employeur invoque la crise du verglas. Un seul employé a subi un accident du travail. On ne peut parler pour l'employeur d'un événement funeste, d'un cataclysme qui a pu provoquer un échec financier important ou la ruine de l'entreprise. Le transfert est refusé[216].

☞ Le travailleur se blesse en chutant dans le stationnement de l'employeur en raison de l'accumulation de verglas. La chute est reliée au désastre, soit la crise du verglas de 1998, car l'employeur n'arrivait pas à couvrir d'abrasif le terrain de stationnement extrêmement glissant. Seulement deux travailleurs ont allégué des lésions professionnelles en raison du verglas, ce qui ne peut avoir un impact trop important sur l'unité de classification à laquelle l'employeur appartient. Le transfert de coûts est refusé[217].

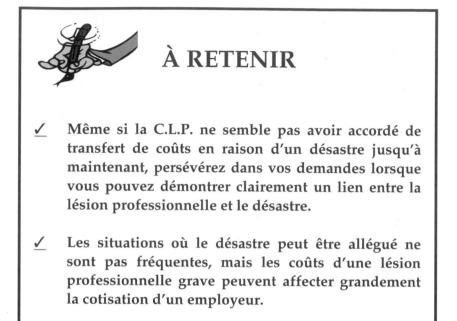

À RETENIR

✓ Même si la C.L.P. ne semble pas avoir accordé de transfert de coûts en raison d'un désastre jusqu'à maintenant, persévérez dans vos demandes lorsque vous pouvez démontrer clairement un lien entre la lésion professionnelle et le désastre.

✓ Les situations où le désastre peut être allégué ne sont pas fréquentes, mais les coûts d'une lésion professionnelle grave peuvent affecter grandement la cotisation d'un employeur.

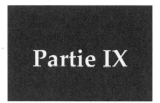

Partie IX CONSEILS AUX INITIÉS

Les possibilités d'obtenir des transferts ou des partages de coûts sont autant variées que multiples. Elles se présentent à différents moments de la gestion d'un dossier de lésion professionnelle. Vous devez ainsi faire preuve de vigilance par un suivi médico-administratif serré de toutes les réclamations de vos travailleurs pour rester à l'affût des circonstances permettant un transfert ou un partage de coûts. De même, compte tenu de l'évolution constante de la jurisprudence en matière d'imputation, vous avez un intérêt sérieux à vous tenir informé des nouvelles décisions des tribunaux en la matière.

Pour optimiser vos chances d'obtenir un transfert ou un partage de coûts, vous devez gérer l'imputation en synergie avec les autres éléments du dossier de lésion professionnelle. Également, un transfert ou un partage de coûts peut influencer l'orientation stratégique à donner à un dossier, notamment à une démarche de contestation. Cette partie a pour objectif de vous donner des conseils pratiques afin d'intégrer votre gestion de l'imputation des coûts à votre gestion courante de l'indemnisation des lésions professionnelles.

Enfin, la loi prévoit que certains partages ou transferts de coûts sont accordés d'emblée par la C.S.S.T., d'autres sur demande de l'employeur.

Dans tous les cas, nous vous recommandons de transmettre une demande écrite à la C.S.S.T. dans les délais requis.

Lorsque les délais prévus à la loi sont écoulés, nous verrons dans cette partie que votre demande de transfert ou de partage de coûts peut quand même être acceptée à certaines conditions.

1. LE REFUS DE LA C.S.S.T. : UNE ÉTAPE DU PROCESSUS

Par ses politiques et orientations administratives, la C.S.S.T. précise les critères applicables à chaque situation permettant le partage ou le transfert de coûts. Trop souvent, l'approche adoptée par la C.S.S.T. ajoute à la loi des conditions d'application qui n'y sont pas prévues, ce qui a pour effet de limiter l'accès à des partages et à des transferts de coûts.

Historiquement, en raison de contestations déposées par des employeurs, plusieurs de ces critères ont été écartés par la C.L.P., puisqu'ils ont été jugés trop restrictifs. Le rôle d'interpréter la loi revient au tribunal spécialisé en la matière. La C.S.S.T. peut élaborer des politiques pour faciliter l'application de la loi par ses fonctionnaires, mais elle ne peut pas, par le biais de ses orientations internes, en modifier la substance.

Le refus de la C.S.S.T. de consentir à un partage ou à un transfert de coûts n'est donc pas définitif. La décision de refus doit plutôt être envisagée comme une étape à franchir pour tenter d'obtenir de la C.L.P. le transfert ou le partage recherché.

Vous devez donc entreprendre les contestations qui s'imposent lorsque les décisions obtenues en matière d'imputation vous sont défavorables. Il est indéniable que l'approche de la C.L.P. est plus généreuse à cet égard pour les employeurs.

> **L'approche restrictive de la C.S.S.T. n'est pas celle de la C.L.P. N'hésitez pas à contester le refus de vos demandes de transfert ou de partage de coûts.**

2. LA CONTESTATION MÉDICALE

La contestation médicale de l'avis du médecin qui a charge et les contestations administratives des décisions rendues par la C.S.S.T. peuvent s'inscrire dans une stratégie visant le transfert ou le partage de coûts.

Sans procéder à une révision complète du processus d'évaluation médicale prévu par la loi, qu'il suffise de rappeler que les conclusions du médecin qui a charge du travailleur lient la C.S.S.T. quant aux cinq aspects d'ordre médical prévus à la loi, à défaut d'obtenir un avis contraire du Bureau d'évaluation médicale (B.E.M.) sur les mêmes questions. Ces aspects sont le diagnostic, la consolidation, les traitements, l'atteinte permanente et les limitations fonctionnelles (art. 212 L.A.T.M.P.).

Pour rendre ses décisions, la C.S.S.T. doit retenir les conclusions du médecin qui a charge du travailleur, à moins qu'un avis du B.E.M. ne les infirme.

Ainsi, l'employeur qui obtient une expertise médicale infirmant l'avis du médecin qui a charge sur le diagnostic, par exemple, devrait toujours se poser la question suivante : lequel des diagnostics émis favorise le plus l'obtention d'un transfert ou d'un partage de coûts ? Si c'est celui du médecin qui a charge, inutile de demander l'avis du B.E.M. sur le diagnostic. Inversement, si le diagnostic émis par le médecin de l'employeur est le plus intéressant, il sera opportun de demander la référence du dossier au B.E.M. afin que le diagnostic posé par le médecin de l'employeur soit retenu.

Par exemple, dans certains cas, l'avis du B.E.M. retiendra la lésion la plus bénigne. Les autres diagnostics retenus par le médecin qui a charge pourront être considérés comme personnels et être qualifiés de handicap préexistant, ce qui favorisera la preuve pour l'obtention d'un partage de coûts.

Également, le B.E.M. pourrait retenir un diagnostic qui exprime en soi l'existence et le rôle d'un handicap préexistant. Par exemple, si la C.S.S.T. retient, à la suite de l'avis du B.E.M., qu'une entorse lombaire est en fait une entorse lombaire sur discopathie dégénérative, on pourra davantage conclure à l'existence d'un handicap préexistant ayant favorisé l'apparition de la lésion professionnelle.

> **Vous devez toujours examiner la possibilité de requérir l'avis du B.E.M. sur le diagnostic lorsque votre médecin expert et le médecin traitant n'ont pas le même avis à ce sujet.**

En plus d'avoir un impact sur l'admissibilité d'une lésion professionnelle, l'avis du B.E.M. peut être déterminant en ce qui a trait à l'obtention d'un transfert ou d'un partage de coûts. Évidemment, si les conclusions du B.E.M. sur le diagnostic sont défavorables à l'octroi d'un partage ou d'un transfert de coûts, la décision de la C.S.S.T. qui confirme ces conclusions doit faire l'objet de contestations administratives.

3. LA CONTESTATION ADMINISTRATIVE

La contestation administrative de décisions de la C.S.S.T. jusqu'à la C.L.P. peut également s'inscrire dans une stratégie visant le transfert ou le partage de coûts. Le diagnostic de la lésion professionnelle est un élément d'importance majeure pour l'employeur qui cherche à obtenir une décision sur un partage de coûts. Au terme de contestations ou dans le cadre d'un accord entériné par la C.L.P., ce tribunal peut reconnaître qu'une lésion professionnelle est en fait le résultat d'une condition personnelle aggravée par le travail, ce qui peut faciliter la preuve à faire au soutien d'une demande de partage de coûts.

De même, un employeur peut tenter d'établir, par ses contestations, qu'un nouveau diagnostic ayant fait l'objet d'une décision de la C.S.S.T. est en fait une lésion due aux soins (art. 31 L.A.T.M.P.). À la suite d'une décision de la C.L.P. en ce sens ou d'un accord entériné par ce tribunal, le transfert de coûts relatifs à cette lésion doit être accordé par la C.S.S.T.

Enfin, l'existence d'un litige à la C.L.P., sans égard à son objet, peut s'avérer pour l'employeur une monnaie d'échange intéressante lorsque vient le moment de documenter une demande de partage ou de transfert de coûts. Par exemple, en échange d'un désistement, l'employeur peut proposer au travailleur de consentir à la divulgation de son dossier médical pour les fins de son dossier d'imputation. Le transfert ou le partage de coûts au bénéfice de l'employeur n'influence pas le droit du travailleur en ce qui concerne l'indemnisation de sa lésion. Cette considération portée à l'attention du travailleur facilite souvent la conciliation.

> Un accord à la C.L.P. doit être conforme à la loi. Ainsi, les faits et le suivi médical ne doivent pas être en contradiction avec la conclusion de l'accord, au risque de voir le commissaire de la C.L.P. refuser d'entériner le règlement. L'avis écrit d'un expert médical peut permettre de justifier le projet d'accord soumis.

4. LES ÉTAPES ESSENTIELLES DURANT LE SUIVI DU DOSSIER

Plusieurs motifs de transfert et de partage de coûts comprennent des aspects médicaux importants. Aussi, pour documenter son dossier d'imputation, l'employeur doit d'abord exercer son droit d'accès au dossier que détient la C.S.S.T. relativement à une lésion professionnelle survenue dans son établissement (art. 38 L.A.T.M.P.).

Généralement, la C.S.S.T. obtient d'emblée les documents médicaux dont elle a besoin pour gérer le dossier relatif à la lésion professionnelle. Lorsque la C.S.S.T. fait défaut d'obtenir ces documents, l'employeur doit insister. Ainsi, l'employeur qui examine les rapports médicaux d'évolution et y constate la prescription de tests diagnostiques ou de chirurgies doit s'assurer que la C.S.S.T. obtienne copie des rapports qui y font suite. L'employeur ne peut cependant forcer la C.S.S.T. à obtenir des documents médicaux.

La C.S.S.T. ne va demander ou considérer des dossiers médicaux concernant des lésions antérieures, personnelles ou professionnelles que très rarement. Pour les obtenir, l'employeur doit se tourner vers le travailleur et obtenir son consentement à la divulgation des informations médicales pertinentes à l'obtention d'un transfert ou d'un partage de coûts. De même, l'employeur peut obtenir du travailleur le nom des établissements de santé où ces informations sont détenues.

> **Le travailleur n'a pas l'obligation de consentir à votre demande d'accès à son dossier médical.**

Pour convaincre le travailleur, vos demandes doivent être motivées par des explications claires quant à l'objectif poursuivi par une demande de transfert ou de partage de coûts à la C.S.S.T. De même, il est plus probable que le travailleur y consente s'il comprend que l'utilisation des documents recherchés n'est pas susceptible d'influencer ses droits.

Ultimement, devant la C.I.P., l'employeur peut transmettre des assignations à comparaître aux établissements de santé où le travailleur a consulté des professionnels de la santé pour une condition médicale pertinente. Il peut ainsi mieux documenter sa preuve sur l'existence :

   ✓ d'une condition intercurrente et son impact sur la lésion professionnelle ;

   ✓ d'une lésion due aux soins ou à l'omission de soins ;

   ✓ d'un délai anormalement long avant d'obtenir un traitement approprié ;

   ✓ d'un handicap préexistant et son influence sur la lésion professionnelle.

Les communications avec le travailleur pendant son absence du travail sont également importantes. Les explications de ce dernier quant aux sujets suivants peuvent permettre d'identifier une possibilité de transfert ou de partage de coûts :

➡ délai à obtenir un rendez-vous médical ;

➡ délai à recevoir un traitement ;

➡ présence d'une condition intercurrente ;

➡ complications résultant des soins reçus ou de l'omission de tels soins ;

➡ présence d'antécédents révélant la présence d'un handicap préexistant.

> **Les demandes d'accès périodiques aux notes évolutives des agents de la C.S.S.T. permet de suivre l'évolution du dossier et d'y déceler des motifs de transfert ou de partage de coûts.**

Compte tenu des délais prévus à la loi, vous devez analyser attentivement, sur réception, le contenu de tout document provenant de la C.S.S.T. et entreprendre les démarches qui s'imposent de façon diligente.

5. L'IMPACT D'UN TRANSFERT OU D'UN PARTAGE DE COÛTS SUR VOS DÉCISIONS

Devant la confirmation que le dossier de lésion professionnelle aura un impact financier restreint, compte tenu du transfert ou du partage de coûts obtenus, il convient de réévaluer les stratégies de gestion mises en place à la lumière du rapport coût-bénéfice des interventions possibles. Par exemple, l'opportunité de maintenir un litige devant la C.L.P. ou d'obtenir une expertise médicale ou des tests diagnostics dans le secteur privé peut être moins intéressante lorsque l'imputation est limitée.

Par contre, au-delà des considérations d'ordre strictement financier, l'investissement sera rendu nécessaire dans certains dossiers pour lesquels un transfert ou un partage de coûts a été obtenu. Certaines questions d'opportunité ou de principe justifient, selon le cas, de mener des contestations à terme. Par exemple, la reconnaissance d'une maladie professionnelle, bien que l'imputation puisse être partagée entre plusieurs employeurs, constitue un précédent dangereux. Ne fermez pas les livres trop vite dès l'obtention d'une décision favorable en matière d'imputation et évaluez chacune de vos réclamations à son mérite, selon les circonstances qui lui sont propres.

6. LES DÉLAIS PRÉVUS À LA LOI ET LES AUTRES DÉLAIS

a) Les délais prévus à la loi

Le tableau récapitulatif apparaissant à la fin de la présente partie résume les délais prévus à la loi concernant les différents motifs de transferts et de partages de coûts. Lorsqu'un délai spécifique est prévu, son point de départ ou de référence est une date fixe dans le temps, soit celle de la survenance de la lésion. Cette date ne peut évoluer au gré des diagnostics, des examens radiologiques ou des analyses médicales et juridiques faites dans un dossier[218].

> Il est très important de respecter les délais prévus à la loi pour déposer vos demandes à la C.S.S.T. Vos demandes peuvent être refusées sur la seule base du non-respect du délai, même si votre motif de transfert ou de partage est valable.

Une décision de la C.S.S.T. vous avisant que les coûts d'une lésion professionnelle seront portés à votre dossier accompagne automatiquement chaque décision qui accepte les réclamations produites par vos travailleurs. Il s'agit de la décision initiale d'imputation dont nous avons fait mention au début du présent fascicule. La C.L.P. est sans équivoque : cette décision initiale écrite en des termes très généraux ne dispose pas spécifiquement de motifs de transfert ou de partage de coûts. Même si vous n'avez pas contesté cette décision, vous pouvez transmettre vos demandes à la C.S.S.T. et obtenir les transferts ou partages de coûts lorsque vos motifs sont fondés. La C.S.S.T. ne peut refuser d'analyser vos demandes en vous reprochant de ne pas avoir contesté cette décision initiale d'imputation.

Une importante décision rendue par un banc de trois commissaires de la C.L.P. a confirmé l'absence de délai pour demander l'application des articles 327 et 328 L.A.T.M.P. à la suite d'une multitude de recours d'employeurs à l'encontre de décisions de la C.S.S.T. ayant jugé leurs demandes irrecevables, car hors délai[219]. Cette décision est suivie depuis.

b) La demande soumise hors délai en raison de motifs raisonnables

Si vous n'avez pas respecté les délais imposés par la loi, ne jetez pas la serviette trop rapidement. Vous devez savoir que la loi accorde à la C.S.S.T. le pouvoir de prolonger un délai et de relever une personne de son défaut de l'avoir respecté (art. 352 L.A.T.M.P.). L'employeur qui demande d'être relevé du défaut doit cependant faire valoir des motifs raisonnables expliquant son retard à produire sa demande. Il doit également démontrer à la C.S.S.T. qu'il a agi rapidement.

Prenons l'exemple d'un accident du travail survenu le 18 septembre 2002. L'employeur soumet le 25 novembre 2005 sa demande de transfert de coûts (art. 326, al. 2 L.A.T.M.P.), alléguant que l'accident est attribuable à un tiers, soit avec un retard de plus de deux ans. Or avant que la C.L.P. ne déclare en dernière instance que le travailleur avait été victime d'une lésion professionnelle, son dossier ayant été refusé jusque là, l'employeur n'avait aucun intérêt à demander un transfert de coûts de façon « préventive » dans l'année suivant la date de l'accident. À cette époque, aucune somme n'avait été portée à son dossier financier. Puisque l'employeur a fait preuve de diligence et a agi rapidement dès que l'existence d'une lésion professionnelle a été reconnue par la C.L.P., sa demande de transfert de coûts a été jugée recevable[220].

De même, l'employeur peut être informé de circonstances lui permettant de conclure qu'il supporte injustement certains coûts relatifs à une lésion. Cette information peut être portée à sa connaissance bien après la période d'un an qui suit la date de l'accident du travail, soit celle où il doit soumettre sa demande de transfert de coûts à la C.S.S.T. selon la loi.

Les motifs suivants ont été jugés raisonnables :

➡ l'analyse d'un nouveau dossier reçu de la C.S.S.T. ou de la C.L.P. révélant des faits jusque là inconnus de l'employeur et justifiant la demande de transfert de coûts pour obération injuste[221] ;

➡ la preuve présentée en audience devant la C.L.P., démontrant que le travailleur avait exercé des activités incompatibles avec sa lésion, ce qui a retardé la consolidation[222] ;

➡ la décision rendue par la C.S.S.T. déclarant qu'une lésion n'est pas reliée au travail et qu'il s'agit d'une condition personnelle intercurrente[223].

Les motifs seront jugés raisonnables selon les circonstances particulières de chaque cas.

c) La demande soumise à la suite de la découverte d'un fait essentiel

Vous pouvez invoquer un autre moyen pour justifier votre retard à déposer une demande de partage ou de transfert de coûts : la découverte d'un fait essentiel inconnu.

Cet argument est spécifiquement prévu non pas à la loi, mais dans le *Règlement sur la nouvelle détermination de la classification, de la cotisation d'un employeur et de l'imputation du coût des prestations*[224] (le « Règlement »). Celui-ci prévoit que vous pouvez demander à la C.S.S.T. une correction de l'imputation si la décision de porter à votre dossier les coûts d'une lésion a été rendue avant que ne soit connu un fait essentiel (art. 3 du Règlement).

Le fait doit être <u>essentiel</u> et <u>inconnu</u> au moment où l'imputation a été faite à votre dossier. La demande doit parvenir à la C.S.S.T. dans les six mois de la connaissance par l'employeur d'un tel fait, mais au plus tard le 31 décembre de la cinquième année qui suit l'année de la lésion (art. 3, al. 2 du Règlement).

Par exemple, l'employeur prend connaissance d'un fait essentiel le 10 mai 2008 relativement à une lésion professionnelle survenue le 20 janvier 2004. Il devra soumettre sa demande à la C.S.S.T. au plus tard le 9 novembre 2008, soit dans les six mois de la connaissance de ce fait essentiel.

Par contre, si la lésion professionnelle était survenue le 20 janvier 2002, une demande déposée le 18 mai 2008 serait considérée hors délai. La demande devait être reçue à la C.S.S.T. au plus tard le 31 décembre 2007, soit à l'expiration de la cinquième année qui suit l'année 2002, l'année de la lésion professionnelle.

Selon le motif de transfert ou de partage de coûts invoqué, le fait essentiel pourrait, par exemple, être :

➡ une décision de la C.S.S.T., de la Révision administrative ou de la C.L.P. reconnaissant le caractère professionnel d'une lésion[225] ;

➡ une décision de la C.S.S.T. acceptant une rechute causée par une accentuation des phénomènes dégénératifs[226] ou une chirurgie[227] ;

➡ une décision de la C.L.P. reconnaissant l'existence d'une atteinte permanente et de limitations fonctionnelles[228] ;

➡ la connaissance par l'employeur de l'apparition d'une condition intercurrente ayant retardé la consolidation de la lésion[229] ;

➡ la connaissance par l'employeur, à la lecture du rapport de son médecin expert, que c'est en raison d'une condition intercurrente que l'assignation temporaire a été interrompue[230] ;

➡ la réception par l'employeur d'un rapport complémentaire du médecin traitant révélant qu'une nécrose résulte de l'automutilation par le travailleur[231] ;

➡ un rapport d'enquête de la C.S.S.T. n'attribuant pas directement à l'employeur la responsabilité d'un accident grave, mais plutôt à la négligence du travailleur[232].

7.   MODÈLE

– **Consentement du travailleur à la divulgation d'informations médicales**

CONSENTEMENT

Je, [nom du travailleur], autorise les établissements et les médecins mentionnés ci-dessous à transmettre à [nom du gestionnaire) de [nom de l'entreprise] copie de tout document médical me concernant et se rapportant à une condition médicale au [siège de la lésion].

À ce sujet, j'ai consulté les établissements suivants :

[Énumérer les médecins consultés]

Et les médecins suivants :

[Énumérer les cliniques, hôpitaux, etc.]

[Nom du travailleur]
[Numéro d'assurance maladie]
[Date de naissance]
[Adresse]

Signé à [ville], ce [date].

Ce consentement est valide pour une période de 90 jours suivant la date de sa signature.

8. **TABLEAU RÉCAPITULATIF DES DÉLAIS PRÉVUS À LA LOI***

Motif	Transfert ou partage de coûts	Délais selon la loi
Le travailleur déjà handicapé au moment de la lésion professionnelle (art. 329)	Partage selon l'importance de la contribution du handicap dans la survenance ou les conséquences de la lésion	La demande doit être produite au plus tard le 31 décembre de la 3e année qui suit l'année de la lésion
L'accident du travail attribuable à un tiers (art. 326, al. 2)	Transfert de la totalité des coûts relatifs à l'accident du travail	
L'injustice à supporter les coûts d'un accident du travail (art. 326, al. 2)	Transfert de la totalité des coûts qu'il serait injuste de faire supporter à l'employeur selon les circonstances	La demande de l'employeur doit être produite dans l'année suivant la date de l'accident
L'injustice à supporter les coûts d'une maladie professionnelle (art. 328, al. 3)	Transfert de la totalité des coûts qu'il serait injuste de faire supporter à l'employeur selon les circonstances Partage proportionnel à :	
La maladie professionnelle associée à plus d'un employeur (art. 328, al. 2)	– la durée du travail pour chacun des employeurs et – l'importance du danger	La loi n'impose aucun délai à respecter pour soumettre une demande

* Sous réserve des situations particulières donnant lieu à l'application du Règlement, tel qu'exposé à la section 6 c) de la présente partie.

Motif	Transfert ou partage de coûts	Délais selon la loi
La lésion professionnelle due aux soins, à l'omission de soins ou à la réadaptation (art. 327, par. 1°)	Transfert des coûts relatifs à certaines périodes ou pour certains frais, selon les circonstances	
L'absence d'incapacité à exercer son emploi au-delà de la journée de la lésion professionnelle (art. 327, par. 2°)	Transfert des frais d'assistance médicale	La loi n'impose aucun délai à respecter pour soumettre une demande
La lésion professionnelle associée à un désastre (art. 330)	Transfert de la totalité des coûts relatifs à la lésion	

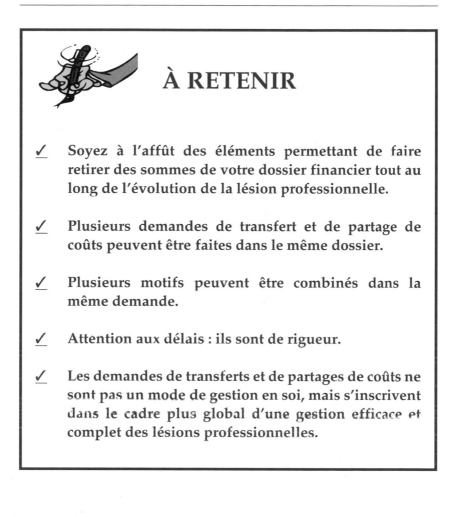

À RETENIR

✓ Soyez à l'affût des éléments permettant de faire retirer des sommes de votre dossier financier tout au long de l'évolution de la lésion professionnelle.

✓ Plusieurs demandes de transfert et de partage de coûts peuvent être faites dans le même dossier.

✓ Plusieurs motifs peuvent être combinés dans la même demande.

✓ Attention aux délais : ils sont de rigueur.

✓ Les demandes de transferts et de partages de coûts ne sont pas un mode de gestion en soi, mais s'inscrivent dans le cadre plus global d'une gestion efficace et complet des lésions professionnelles.

MOT DE LA FIN

Plusieurs situations permettent d'obtenir le transfert et le partage de coûts portés à votre dossier afin de réduire vos cotisations à la C.S.S.T. La loi est écrite en des termes très généraux et notre objectif était d'attirer votre attention sur les situations particulières qui ne sont pas précisées par la loi, mais qui peuvent vous servir. La C.S.S.T., pour sa part, n'en fait évidemment pas la promotion.

En fait, la C.S.S.T. tend plutôt à restreindre vos droits au partage et au transfert de coûts. Plusieurs employeurs ayant contesté des décisions défavorables ont finalement eu gain de cause devant la C.L.P. Nous espérons que la lecture du présent ouvrage vous permettra de faire la part des choses et, surtout, de réaliser qu'il est souvent utile de persister dans vos démarches.

Même s'il est difficile de vulgariser un langage à la fois juridique, médical et spécifique à la C.S.S.T., nous souhaitons avoir rendu plus accessibles les notions qui vous seront utiles pour être mieux renseigné sur vos droits au partage et au transfert de coûts et sur la façon de les faire valoir.

N'hésitez pas à nous écrire pour nous faire part de vos commentaires ou encore pour nous faire connaître les sujets qui vous intéressent.

c.lecorre@lecorre.com

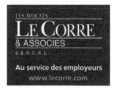

155

RÉFÉRENCES DES DÉCISIONS CITÉES

1. Décision, 1997-10-16, (1997) 129 *G.O.* 2, 6847 [c. A-3.001, r. 0.02].

2. *Centre de réadaptation de la Gaspésie*, 2007 QCCLP 5068 ; *Montréal (Ville de)* et *Services de personnel infirmier progressif*, C.L.P. 191939-71-0210, 2003-03-21 ; *Castel Tina (1987) enr. (Le)* et *Lotfi Tebessi*, C.L.P. 123916-71-9909, 2000-12-18.

3. *GPM Ripe inc.* et *Séchoirs Drummond inc.*, 2007 QCCLP 6022 ; *Montréal (Ville de)* et *Martineau*, [2002] C.L.P. 890.

4. *Coopérative des 1001 Corvées*, C.L.P. 292188-07-0606, 2008-01-25.

5. *Centre de Réadaptation de la Gaspésie*, C.L.P. 317040-01B-0705, 2007-09-05.

6. *Centre de soins prolongés de Montréal*, C.L.P. 267611-62-0507, 2006-04-28.

7. *C.H. Hôtel-Dieu de St-Jérôme*, C.L.P. 267315-64-0507, 2007-01-22.

8. *Centre Dollard-Cormier*, C.L.P. 178782-62B-0202, 2002-11-13.

9. *Depan-Escompte Couche-Tard inc.*, C.L.P. 148576-72-0010, 2001- 07-11.

10. *C.H. Maisonneuve-Rosemont*, C.L.P. 289499-71-0605, 2007-01-23.

11. *Commission scolaire de l'Énergie*, C.L.P. 272424-04-0510, 2006-05-31.

12. *Hydro-Québec (Gestion Acc. Trav.)*, C.L.P. 299382-62A-0609, 2007-01-19.

13. *Construction & Rénovation M. Dubeau inc.*, C.L.P. 262136-31-0505, 2006-02-22.

14. *Commission scolaire de la Capitale*, C.L.P. 293396-31-0607, 2007- 03-12.

15. *Natrel* et *Marché Duchemin & Frères Enr.*, C.L.P. 123564-61-9909, 2000-05-09.

16. *Groupe Forlini inc.* et *Hervé Pomerleau*, C.L.P. 292977-01B-0606, 2007-03-23. Plus récemment, par un banc de trois commissaires : *Ministère des transports* et *C.S.S.T.*, C.L.P. 288809-03B-0605, 2008-03-28.

17. *Ministère des transports* et *C.S.S.T.*, C.L.P. 288809-03B-0605, 2008-03-28.

18. *Demix construction*, C.L.P. 307509-64-0612, 2008-06-05.

19. *Ambulance Mido ltée* et *C.S.S.T.*, C.L.P. 286930-02-0604, 2007-11-05.

20. *Société des alcools du Québec*, C.L.P. 297824-71-0609, 2007-01-10.

21. *Purolator Courrier ltée*, 2007 QCCLP 2058.

22. *Les Entreprises Kiewit ltée* et *Supermétal Structures inc.* et *C.S.S.T.*, C.L.P. 294135-04-0607, 2007-02-27.

23. *Commission scolaire Lac Témiscamingue* et *Cogesis inc.* et *C.S.S.T.*, C.L.P. 259988-08-0504, 2006-06-12.

24. *Hôpital Sacré-Cœur de Montréal (Preven)*, C.L.P. 287836-71-0604, 2006-11-21.

25. *Les Services ménagers Roy ltée*, C.L.P. 244725-07-0409, 2005-09-27.

26. *Loisirs Extrêmes Montréal inc.* et *C.S.S.T.*, C.L.P. 289371-71-0605, 2007-09-11.

27. *Protectron inc.*, C.L.P. 289104-07-0605, 2006-11-23.

28. *Palace Boîte de nuit*, C.L.P. 291485-31-0606, 2006-10-27.

29. *Liquidation Choc*, C.L.P. 122642-04B-9908, 2000-03-16.

30. *Règlement sur la preuve et la procédure de la Commission des lésions professionnelles*, D. 217-2000, (2000) 132 *G.O.* 2, 1627 [c. A-3.001, r. 2.01.3], art. 3(3.1).

31. *Les Entreprises Michel Duchesneau*, C.L.P. 283615-62B-0603, 2006-08-16.

32. *F. Ménard inc.*, 2008 QQCLP 334.

33. *Coop de solidarité en aide domestique des 1001 corvées* et *Périard*, C.L.P. 301418-07-0610, 316721-07-0705 et 332485-07-0711, 2008-01-25.

34. *Émondage St-Germain & Frères ltée* et *C.S.S.T.*, C.L.P. 241116-63-0408 et 270179-63-0508, 2006-10-31.

35. *F. Ménard inc.*, C.L.P. 306829-62B-0701, 2008-01-22.

36. *Coop de solidarité en aide domestique des 1001 corvées* et *Périard*, précité, note 33.

37. *Ganotec inc.* et *Structures D'Acier Marthy inc.*, C.L.P. 297199-04-0608, 2007-10-31.

38. *Black & McDonald ltée et Richard Descoteaux* et *Montréal (Ville de)*, C.L.P. 287595-71-0604, 291623-71-0606 et 292245-71-0606, 2007-06-12.

39. *Domtar inc.*, C.L.P. 257257-64-0503, 2006-11-08.

40. *Industries Plastique Transco ltée* et *Multipak ltée*, C.L.P. 239819-71-0407, 2007-12-20.

41. *Centre d'accueil Lanaudière* et *Bouchard*, C.A.L.P. 52734-63-9306, 1995-01-06.

42. *Structures Derek inc.*, [2004] C.L.P. 902 ; *Clarke Transport inc.*, C.L.P. 226851-72-0402, 2004-06-11. Par ailleurs, quelques rares décisions de la C.L.P. accordent un partage en pourcentage de l'imputation lorsque les conséquences de deux lésions sont difficiles à distinguer, mais ce sont des cas d'exception : *Produits forestiers LMC inc.*, C.L.P. 89526-01-9706, 1998-06-19.

43. *Bowater Mitis* et *C.S.S.T.*, 2008 QCCLP 774 ; *Société du groupe d'embouteillage Pepsi (Canada)*, 2007 QCCLP 79 ; *Purolator Courrier ltée*, 2007 QCCLP 2058 ; *Matane (Ville de)*, 2007 QCCLP 1861 ; *Ganotec inc.*, C.L.P. 275398-72-0511, 2006-05-30 ; *Domtar Ressources Forestières*, C.L.P. 244334-08-0409, 2005-06-01.

44. *Bowater Mitis* et *C.S.S.T.*, précité, note 43 ; *Métro-Richelieu*, 2007 QCCLP 672.

45. *Polar Plastique ltée*, C.L.P. 75528-61-0201, 2003-01-16.

46. *Structures Derek inc.*, précité, note 42. Cette décision a été suivie notamment dans celles-ci : *Gastier inc.*, 2007 QCCLP 612 ; *West Penetone inc.*, 2007 QCCLP 4118 ; *Matane (Ville de)*, précité, note 43 ; *Aluminium C.C. inc. et C.S.S.T.*, 2007 QCCLP 2523.

47. *Bombardier aéronautique*, C.L.P. 172154-61-0111, 2002-11-08.

48. *Matane (Ville de)*, précité, note 43.

49. *Aluminium C.C. inc. et C.S.S.T.*, précité, note 46.

50. *Vimont Transmission Automatique inc. et C.S.S.T.*, C.L.P. 247742-63-0410, 2005-08-10.

51. *Purolator Courrier ltée*, précité, note 21.

52. *Elias et Joseph Ribkoff inc.*, C.L.P. 118769-73-9906, 1999-11-08.

53. *Mittal Canada inc.*, C.L.P. 278072-62B-0512, 2006-11-27.

54. *C.H. Université de Montréal*, 2007 QCCLP 6587.

55. *Canon et Montréal (Ville de)*, C.L.P. 110588-62C-9902, 2001-07-25.

56. *Pierrefonds (Ville de)*, 2007 QCCLP 5785.

57. *Société du groupe d'embouteillage Pepsi (Canada)*, précité, note 43.

58. *Mack Ste-Foy*, 2007 QCCLP 6417. Cependant, la preuve à ce sujet doit être étoffée. La simple hypothèse ne donnera pas droit au transfert : *Vitre-Art C.A.B. (1988) inc.*, 2007 QCCLP 7267.

59. *William Bendezu et Hôtel Nelson inc.*, C.L.P. 89558-60D-9706, 1998-07-21.

60. *Cesarina Consentino et Coussi-Tech inc.*, [1999] C.L.P. 104.

61. *Jalbert et Autobus Terremont ltée et C.S.S.T.*, 2007 QCCLP 2610.

62. À ce sujet, la Cour d'appel du Québec a déclaré que le simple accident de trajet au retour du travailleur à la maison à la suite de traitements n'était pas survenu « à l'occasion » d'une activité prescrite au sens de l'article 31 L.A.T.M.P. : *Hardouin c. C.A.L.P.* (1992), [1993] R.D.J. 53 (C.A.). Requête pour autorisation de pourvoi à la Cour suprême du Canada rejetée le 4 mars 1993 (n° 23261). Le même principe a été suivi par la C.L.P. dans *Smith-Foreman*, C.L.P. 88674-60D-9705, 1998-07-1. Dans une décision récente, la C.L.P. a cependant reconnu

l'application des articles 31 et 327 L.A.T.M.P. dans le cas d'un accident de la route du travailleur qui rentrait chez lui à la suite d'une rencontre chez l'employeur visant à évaluer sa capacité à y occuper un emploi : *Ministère des transports du Québec (Centre de gestion de l'équipement roulant)* et *C.S.S.T.*, 2007 QCCLP 4915.

63. *Cascades Carton Plat inc.*, 2007 QCCLP 2810.

64. *Sécur inc. (Division Québec)*, [2006] C.L.P. 788.

65. *Fonderie Saguenay ltée*, 2007 QCCLP 583.

66. *Fonderie Saguenay ltée*, précité, note 65 ; *Simard-Beaudry Construction inc.*, C.L.P. 284976-61-0603, 2006-10-13 ; *Faspac Plastiks*, C.L.P. 267126-63-0507, 2006-07-18. Ces situations pourraient cependant donner ouverture à un transfert de coûts en vertu de l'article 326 L.A.T.M.P. Voir la partie VII à ce sujet.

67. *Aluminium C.C. inc.* et *C.S.S.T.*, précité, note 46.

68. *Voyer* et *Bordure Polycor inc.*, 2007QC C.L.P. 6393.

69. *Métro Richelieu*, 2007 QCCLP 672. Voir également, sur le diagnostic d'algodystrophie réflexe (ou syndrome douloureux régional complexe) : *Automobiles National inc.*, C.L.P. 279888-03B-0601, 2006-09-26 ; *Les produits industriels de Haute Température Pyrotek inc.*, 2008 QCCLP 428.

70. *C.H. Université de Montréal*, précité, note 54.

71. *Mittal Canada inc.*, précité, note 53.

72. *Humatech inc.*, C.L.P. 276805-31-0511 et 279714-31-0601, 2006-07-13.

73. *Pierrefonds (Ville de)*, 2007 QCCLP 5785.

74. *Société du groupe d'embouteillage Pepsi (Canada)*, précité, note 43.

75. *Hôpital Santa-Cabrini*, 2007 QCCLP 4895.

76. *Mittal Canada inc.*, C.L.P. 277363-62B-0512, 2006-03-22. Un autre exemple de droit au transfert en raison d'une investigation radiologique tardive : *Ganotec inc.*, C.L.P. 275398-72-0511, 2006-05-30.

77. *Dansereau* et *Moisson Montréal*, 2007 QCCLP 3465.

78. *Jalbert* et *Autobus Terremont ltée* et *C.S.S.T.*, précité, note 61.

79. *Loblaws Québec ltée*, 2007 QCCLP 6591.

80. *Pisicnes Trévi*, C.L.P. 146924-61-0009, 2001-06-05.

81. *Fonderie Saguenay ltée*, 2007 QCCLP 583.

82. *Alliage Maçonnerie inc.*, 2007 QCCLP 5954.

83. *Sécur inc. (Division Québec)*, précité, note 64.

84. *Simard-Beaudry Construction inc.*, C.L.P. 284976-61-0603, 2006-10-13.

85. *Premier Tech ltée*, C.L.P. 146271-01A-0009, 2001-08-15 ; *Centre universitaire de santé Mc Gill*, C.L.P. 160247-71-0104, 2001-11-15. La position inverse a été retenue dans *Fertek Inc.*, [2001] C.L.P. 282.

86. *Entreprises Cara ltée* et *C.S.S.T.*, C.L.P. 941771-72-9802, 1998-11-12.

87. *Hôpital Laval* et *C.S.S.T.*, [1996] C.A.L.P. 1005 ; *Centre Hospitalier du Suroit*, C.L.P. 152528-62C-0012, 2001-10-06.

88. *Hôtel-Dieu de Lévis* et *C.S.S.T.*, C.L.P. 117404-03B-9906, 2000-05-25 ; *Service de police de la C.U.M.* et *C.S.S.T.*, C.L.P. 150928-63-0011, 2001-08-28 ; *Ganotec inc.*, C.L.P. 231586-31-0404, 2004-06-22.

89. *Institut de réadaptation en déficience physique du Québec* et *C.S.S.T.*, C.L.P. 141452-32-0006, 2001-04-03.

90. *Ministère de la Santé et des Services sociaux*, C.L.P. 228211-01A-0402, 2004-09-30 ; *Centre d'hébergement et de soins de longue durée Biermans-Triest*, C.L.P. 207522-72-0305, 2004-02-25.

91. *Hôtel-Dieu de Lévis* et *C.S.S.T.*, précité, note 88 ; *Hôpital Laval* et *Blanchette*, [1998] C.L.P. 59.

92. *Bell Canada*, C.L.P. 224630-71-0312, 2004-06-24 ; *Centre jeunesse de Laval*, C.L.P. 193972-61-0211, 2003-04-30.

93. *Gestion d'automobile Conrad St-Pierre*, 2007 QCCLP 5458.

94. *Hôpital Sainte-Justine*, C.L.P. 278264-71-0512, 2006-06-20.

95. *Programme Emploi-Service*, C.L.P. 242489-72-0408, 2005-02-23.

96. *Centre d'hébergement et de soins de longue durée Biermans-Triest*, précité, note 90.

97. *Ministère de la santé et des Services Sociaux*, précité, note 90.

98. *Fertek Inc.*, [2001] C.L.P. 282.

99. *Service de police de la C.U.M.* et *C.S.S.T.*, précité, note 88.

100. *Hôtel-Dieu de Lévis* et *C.S.S.T.*, précité, note 88.

101. *Hôpital général juif Mortimer B. Davis*, 2007 QCCLP 2113.

102. *Hôpital Sainte-Justine*, C.L.P. 254008-71-0501, 2006-10-23.

103. *Hôpital Sainte-Justine*, [2005] C.L.P. 188.

104. *Hôpital général de Montréal*, C.L.P. 212584-71-0307, 2004-01-28.

105. *Institut de réadaptation en déficience physique du Québec*, C.L.P. 141445-32-0006, 2001-02-08.

106. *Hôpital général de Montréal*, [1999] C.L.P. 891.

107. *Municipalité Petite-Rivière-St-François* et *C.S.S.T.*, C.L.P. 115785-32-9905, 1999-11-17.

108. *Québec (C.D.P.D.J.)* c. *Montréal (Ville de)* ; *Québec (C.D.P.D.J.)* c. *Boisbriand (Ville de)*, [2001] 1 R.C.S. 665.

109. *Montréal (Ville de)*, C.L.P. 248554-71-0411 et 259552-71-0504, 2005-10-12 ; *Service alimentaire Delta Dailyfood Canada*, C.L.P. 307857-62C-0701, 2007-10-30 ; *Sécurité Kolossal inc.*, C.L.P. 331956-71-0711, 2008-07-03.

110. Concernant l'accès dossiers médicaux, voir : *Trois-Rivières (Ville de)* et *Marcel Massicotte*, 2008 QCCLP 2392 ; *Cacouna Métal inc.*, [2005] C.L.P. 455. Concernant l'accès aux dossiers de la C.S.S.T. pour des accidents antérieurs survenus chez d'autres employeurs, voir : *Groupe Construction National State inc.*, [1998] C.L.P. 692.

111. *S.E.C.A.L.*, C.L.P. 278835-02-0512, 2007-05-25.

112. *Saramac inc.*, C.L.P. 301363-71-0610, 2007-07-03 ; *Transport R. Mondor (1999) ltée*, C.L.P. 259478-04-0504, 2006-08-11.

113. *Hôpital général juif Mortimer B. Davis*, C.L.P. 275381-72-0511, 2006-06-27.

114. *Fernando Murs à Secs*, C.L.P. 259583-07-0504, 2006-08-09.

115. *S air Fortier inc.*, C.L.P. 300543-62A-0610, 2007-05-16 ; *X.T.L. Transport inc.*, C.L.P. 283012-71-0602, 2007-11-28 ; *Coopérative des 1001 Corvées*, précité, note 4.

116. *Construction Aecon*, 2008 QCCLP 2901 ; *Victoriaville (Ville de)*, 2008 QCCLP 1639 ; *Supervac 2000*, 2008 QCCLP 2143.

117. *Entreprises Yves Martel*, 2008 QC.L.P. 2203.

118. *Glaxo Smith Kline Biologicals Amérique*, C.L.P. 334462-03B-0711, 2008-06-02.

119. *J.E. Roy Plastique inc.*, C.L.P. 318413-03B-0705, 2008-02-05.

120. *Fonderie Saguenay ltée*, C.L.P. 319468-02-0706, 2008-02-25.

121. *Soudure Unique Val d'Or inc.*, C.L.P. 297400-08-0608, 2007-02-21.

122. *Réseau Présence Famille*, C.L.P. 308957-71-0702, 2007-07-23.

123. *Matane (Ville de)*, précité, note 43.

124. *Sobey's Québec inc.*, C.L.P. 304626-71-0612, 2007-08-24.

125. *Béton Grilli inc. (Fermé)* et *Ernst & Young*, C.L.P. 305268-62C-0612, 2007-09-11.

126. *Hôpital général juif Mortimer B. Davis*, précité, note 113.

127. *Casino de Montréal*, C.L.P. 231771-71-0404, 2005-03-10.

128. *Honda de Laval*, C.L.P. 295297-01C-0607 et 318383-01C-0705, 2008-01-07.

129. *AirBoss Produits d'ingénierie inc.*, C.L.P. 295231-62B-0607, 2007-10-23.

130. *Super Impression inc.*, C.L.P. 316658-71-0705, 2007-11-28.

131. *S.E.C.A.L.*, précité, note 111.

132. *Jack Victor ltée*, C.L.P. 282071-62-0602, 2006-12-18.

133. Voir *Construction EDB inc.* et *C.A.L.P.*, [1995] C.A.L.P. 1911 (appel accueilli : [1998] C.A.L.P. 1456 (C.A.). La C.A.L.P. et la C.L.P. ont tout de même suivi le raisonnement de la Cour supérieure. Voir notamment : *C.S. Brooks Canada inc.*, [1998] C.L.P. 195 ; *Corporation Urgence Santé de la région de Montréal Métropolitain* et *C.S.S.T.*, C.L.P. 89582-64-9706-C, 1999-01-13.

134. *Résidence Le Jardin des Sources inc. (fermé)*, 2008 QCCLP 239.

135. *Montréal-Est (Ville de)*, C.L.P. 164281-63-0107-R, 2004-02-27 ; *Hervé Pomerleau inc.*, C.L.P. 125588-62B-9910, 2000-09-05.

136. *CTBR Bio-Recherches inc.*, C.L.P. 254521-62C-0502, 2005-06-22.

137. *Purolator Courrier ltée*, 2007 QCCLP 6263.

138. *Volvo de Brossard*, 2007 QCCLP 3783.

139. *Montréal (Ville de)* et *C.S.S.T.*, C.L.P. 159989-71-0104, 2001-11-23.

140. *CRT Construction inc.*, 2007 QCCLP 2501.

141. *Montréal (Ville de)*, précité, note 109.

142. *3539491 Canada inc.*, C.L.P. 270202-62C-0508, 2006-07-26 ; *Abattoire Colbex inc.*, C.L.P. 227638-04B-0402, 2005-09-12 ; *Hôpital du Haut-Richelieu*, C.L.P. 220657-03B-0311 et 238509-03B-0407, 2004-12-21.

143. *Duschene & Fils ltée*, C.L.P. 283437-04-0602, 2006-11-03.

144. *S. Rossy inc.*, C.L.P. 220402-01A-0311, 2004-08-17.

145. Puisque l'assignation temporaire n'est plus disponible en raison d'une grève, il n'y a pas d'obération injuste : *Westroc inc.*, [2001] C.L.P. 206. L'assignation étant interrompue par l'exercice d'un droit légitime, soit le droit de grève, par le travailleur, l'employeur n'est pas obéré injustement, puisque la grève fait partie des risques reliés à ses activités : *Brasserie Labatt ltée (La)*, et *C.S.S.T.*, C.L.P. 230582-64-0403-2, 2006-01-16 ; *Max Meilleur & Fils ltée* et *Villeneuve*, 2007 QCCLP 4732. *Contra :* l'absence du travail n'est pas reliée à la lésion professionnelle et l'employeur ne devrait pas en supporter le coût : *Vêtements Golden Brans Canada ltée* et *Cardenas*, [2004] C.L.P. 1607.

146. *Ganotec inc.*, C.L.P. 289170-01A-0605, 2006-09-28.

147. *Bombardier Aéronautique* et *C.S.S.T.*, [2004] C.L.P. 1817.

148. *C.H. Royal Victoria* et *C.S.S.T.*, C.L.P. 114883-62C-9904, 2000-06-27 ; *Hôpital de la Providence*, C.L.P. 158140-05-0104, 2000-11-12 ; *Collège Notre-Dame de L'Assomption*, C.L.P. 126608-04B-9911, 2000-05-24.

149. *Construction Arno inc.* et *C.S.S.T.*, C.L.P. 113738-04-9304, 1999-07-13.

150. *Bridgestone Firestone Canada inc.*, 2007 QCCLP 6303 ; *Maçonnerie François Toussignan inc.*, C.L.P.E. 2005LP-211, 2005-

12-08 ; *Produits forestiers Tembec (division Béarn)* et *C.S.S.T.*, C.L.P. 251629-08-0412-C, 2006-02-07.

151. *Opérations R.B.L. inc.* et *C.S.S.T.*, 2007 QCCLP 5961 ; *Commission scolaire Abitibi* et *C.S.S.T.*, C.L.P. 150651-08-0011, 2001-08-15.

152. *Portes Milette inc.*, 2007 QCCLP 2699.

153. *Forages Garant et Frères inc.*, 2007 QCCLP 2699.

154. *Groupement forestier coopératif St-François*, 2007 QCCLP 7142.

155. *Aramark*, C.L.P. 192464-09-0210, 2003-09-17.

156. *Challenger Motor Freight inc.*, 2007 QCCLP 6741.

157. *Restaurant McDonald*, C.L.P. 290295-71-0605, 2006-11-21.

158. *Le Paris*, 2007 QCCLP 1881.

159. *J.M. Girard inc.* et *Réal Paquet*, C.L.P. 180845-02-0203 et 215742-02-0309, 2004-10-25.

160. *Centre de rénovation Prud'homme inc.*, C.L.P. 267372-63-0505, 2005-10-31.

161. *Tim Hortons*, 2007 QCCLP 2743 ; *Caux & Frères inc.*, C.L.P. 284590-61-0603, 2006-08-04, ; *Ganotec Mécanique inc.* et *C.S.S.T.*, C.L.P. 127774-01B-9911, 2003-07-03.

162. *Provigo Distribution inc.*, 2008 QCCLP 518 ; *Provigo Distribution inc. (Division Québec Gros)*, 2008 QCCLP 394.

163. *Provigo Distribution inc.*, 2007 QCCLP 7235.

164. *Scierie Landrienne inc.*, 2007 QCCLP 7372. Voir également : *Rampes Alumi-Fibre inc.*, C.L.P. 255270-01A-0502, 2005-07-11.

165. À titre d'exemples : *Produits Bell inc.*, 2008 QCCLP 1783 ; *Projets Préparation Emploi (MESSF)*, 2007 QCCLP 4039 et *HVAC inc.*, 2007 QCCLP 1970. *Contra : Mittal Canada inc.*, [2005] C.L.P. 951.

166. *Reitmans Canada ltée*, 2007 QCCLP 2270.

167. *Manoir St-Patrice inc.* et *C.S.S.T.*, 2000 C.L.P. 258 ; *C.U.S.E. (Site Bowen)* et *C.S.S.T.*, C.L.P. 124038-05-9909, 2000-04-11 ; *C.H. Royal Victoria*, [2003] C.L.P. 1543.

168. *C.S. Brooks Canada inc.* et *C.S.S.T.*, C.L.P. 87679-05-9704, 1998-05026 ; *Produits forestiers E.B. Eddy ltée* et *C.S.S.T.*, C.A.L.P. 086000-07-8807, 1991-06-20.

169. *Montréal-Nord (Ville de)*, [2005] C.L.P. 1605.

170. *Transport SAS Drummond inc.*, [2005] C.L.P. 424.

171. *St-Georges, Hébert inc., syndic (Maçonnerie Global ltée)*, [2006] C.L.P. 1294.

172. *C.H. Royal Victoria* et *C.S.S.T.*, C.L.P. 188782-72-0208, 2003-01-23.

173. *Entretien Paramex inc.*, C.L.P. 205954-62A-0304, 2004-06-30.

174. *Socomec industriel inc.* et *C.S.S.T.*, C.L.P. 180834-04B-0203, 2003-01-09.

175. *Corus S.E.C.*, C.L.P. 236127-04-0406, 2004-12-17.

176. *CSSS Deux-Montagnes /Sud Mirabel*, 2007 QCCLP 4151.

177. *Montréal-Est (Ville de)*, C.L.P. 164281-63-0107-R, 2004-02-27.

178. *Purolator Courrier ltée*, précité, note 137.

179. *Provigo (Division Montréal Détail)*, 2007 QCCLP 5415.

180. *E.B.C. inc.*, C.L.P. 286402-04-0604, 2006-06-20.

181. *Hôpital de la Providence*, C.L.P. 158140-05-0104, 2001-11-12

182. *Groupement forestier coopératif St-François*, précité, note 154.

183. *Bas de Nylon Doris ltée*, 2007 QCCLP 6946. Au même effet, voir : *Challenger Motor Freight inc.*, 2007 QCCLP 6741.

184. *Charlebrique*, 2007 QCCLP 1231.

185. *Bowater*, 2007 QCCLP 6607.

186. *Maintenance Blanchette*, 2007 QCCLP 6112.

187. *Ross Finlay 2000 inc.*, 2007 QCCLP 1299.

188. *Provigo Distribution inc. (Division Loblaws Québec)*, 2008 QCCLP 78.

189. *Quebecor World Lasalle (Dumont)*, 2008 QCCLP 466.

190. *Entreprises D.F. enr.*, 2007 QCCLP 5032.

191. *Transformation B.F.L.*, 2007 QCCLP 4609.

192. *Autobus Lemay inc. (Acton)*, 2007 QCCLP 3851.

193. *Portes Milette inc.*, précité, note 152.

194. *Sears Canada inc.*, 2007 QCCLP 5522.

195. *Arpents Verts (Les)*, 2007 QCCLP 2608.

196. *Trans-Aide 2000 inc.*, C.L.P. 281990-61-0602, 2006-09-25.

197. *Falconbridge ltée.– Division Horne* et *Noranda inc. (Fonderie Horne)*, 2007 QCCLP 3175.

198. *Arpents Verts (Les)*, précité, note 195.

199. *Produits forestiers Arbec inc.* et *Martin*, 2007 QCCLP 7083.

200. *P. H. Vitres d'autos inc.*, 2007 QCCLP 2583.

201. *Les Aciers Solider (1985) inc.*, 2007 QCCLP 1552 (requête en révision rejetée, 2007 QCCLP 5321), requête en révision judiciaire pendante : n° 405-17-000823-075.

202. *Magasins Lecompte inc.*, 2008 QCCLP 637.

203. *Honda de Laval*, 2008 QCCLP 39.

204. *Caux & Frères inc.*, précité, note 161.

205. *Société de Terminus Racine (Montréal)*, 2008 QCCLP 820.

206. *Abitibi-Consolidated inc.* et *C.S.S.T.*, C.L.P. 133866-02-0003, 2000-09-21.

207. *Distribution Bradan inc.*, C.L.P. 119665-72-9907, 2000-03-16.

208. *Abitibi-Consolidated* et *C.S.S.T.*, C.L.P. 133865-02-0003, 2000-09-21.

209. *C.H. Grace Dart* et *C.S.S.T.*, C.L.P. 104635-73-9807, 1999-03-03.

210. *Bombardier inc. Aéronautique* et *C.S.S.T.*, C.L.P. 193847-72-0211, 2005-03-24.

211. *Municipalité de St-Damase Village*, C.L.P. 148267-62B-0010, 2001-01-08.

212. *Les Entreprises d'électricité Rial inc.*, C.L.P. 164160-64-0106, 2002-03-27. Le transfert est cependant refusé, vu l'absence de preuve de relation entre la lésion professionnelle et le désastre.

213. *Bombardier inc. Aéronautique* et *C.S.S.T.*, précité, note 210.

214. *Les Entreprises d'électricité Rial inc.*, précité, note 212.

215. *Produits Ronald (Div. A. Lassonde)*, C.L.P. 148249-62B-0010, 2001-01-09.

216. *Ivanohé inc. (Centre Comm. Forest) et Provigo (Div. Maxi & Cie) et Picone*, C.L.P. 117026-72-9905, 2000-10-30.

217. *Centre de soins prolongés MTL* et *C.S.S.T.*, C.L.P. 104640-62-9807, 1999-03-03.

218. *Scierie Parent inc.*, C.L.P. 244749-64-0409, 2006-02-06.

219. *Roland Boulanger & cie* et *C.S.S.T.*, 2007 QCCLP 834.

220. *C.H. Maisonneuve-Rosemont*, C.L.P. 289499-71-0605, 2007-01-23.

221. *Entretien Paramex inc.*, 2008 QCCLP 632 ; *Bowater*, précité, note 185.

222. *Entretien Paramex inc.*, précité, note 221 ; *Challenger Motor Freight inc.*, précité, note 156.

223. *Hôpital Laval*, 2008 QCCLP 271.

224. D. 1486-98, (1998) 130 *G.O.* 2, 6435 [c. A-3.001, r. 2.01.1].

225. *Les poudres métalliques du Québec*, C.L.P. 195562-62B-0212, 2003-07-24.

226. *Construction Landmark* et *C.S.S.T.*, C.L.P. 284685-64-0603, 2007-06-12.

227. *Entreprises A.J.R. Lacroix inc.* et *Poulin*, C.L.P. 306040-05-0612, 2007-05-03.

228. *For-Net Montréal inc.*, C.L.P. 269471-71-0508, 2007-03-05 (le dossier est retourné à la C.S.S.T. pour traiter du fond de la demande de partage de coûts).

229. *Sécurité Kolossal inc.*, C.L.P. 229871-62-0403, 2005-01-13.

230. *Hydro-Québec*, C.L.P. 237887-71-0406, 2005-09-08.

231. *Norbord industries La Sarre Scierie inc.*, C.L.P. 223340-08-0312 et 240910-08-0408, 2005-02-11.

232. *Guay inc.* et *C.S.S.T.*, [2003] C.L.P. 1759.

INDEX ANALYTIQUE

– A –

Absence de collaboration du travailleur

conséquences, 103

situation, 103

- hors du contrôle de l'employeur, 112, 118, 124

transfert des coûts, 103-104

- accordé, 118

refusé, 124

Absence d'incapacité à exercer l'emploi au-delà de la journée où s'est manifestée la lésion

Voir aussi *Assistance médicale*

absence au-delà de la journée où s'est manifestée la lésion, 58

assistance médicale, 55-58

demande de transfert de coûts

- modèle, 60

liste de contrôle, 59

transfert de coûts, 55

- accordé, 62

- refusé, 63

Accident de la route, 15-16

Accident du travail

sommes imputées à l'employeur, 6-7

Accident du travail attribuable à une personne externe, 4

contribution, 13

contribution majoritaire du tiers, 11

- éléments, 14

- preuve, 14

définition, 14

demande de transfert de coûts

- impact, 12

- modèle, 19

injustice créée par l'imputation au dossier de l'employeur, 11, 15

- éléments, 15

– preuve, 16-17

– risques habituels ou inhérents, 15

liste de contrôle, 18

tiers

– employeur, 12

– inconnu, 12

– interprétation, 11, 13

– non employeur, 12

– plusieurs tiers
employeurs, 12

– preuve, 13

– qui est également un
employeur, 11

transfert des sommes, 11, 24

– accordé, 21

– refusé, 23

Âge du travailleur, 69

Aggravation

handicap préexistant, 76

sommes imputées à
l'employeur, 6

Agression, 11

*Annexe à la réclamation du
travailleur pour maladie
professionnelle*, 26

Assignation à comparaître

devant la C.L.P., 143

Assignation temporaire

capacité à exercer l'emploi, 57

conformité à la loi, 98

contestation, 98

coûts de l'assistance médicale,
56

dossier sans perte de temps,
57

interruption, 98

– motifs, 99

– situation hors de contrôle
de l'employeur, 111, 117,
123

obligations de l'employeur, 99

outil de gestion, 99

transfert de coûts

– accordé, 99, 117

– refusé, 100, 123

Assistance médicale

assignation temporaire, 56

éléments, 56

emploi du travailleur, 56

journée d'incapacité, 58

transfert de coûts, 36, 55, 107

Avis médical

caractère probant, 76

contestation médicale, 139

handicap préexistant, 73, 76, 77

– B –

Bureau d'évaluation médicale (B.E.M.), 105, 139-140

– C –

Catastrophe naturelle

Voir *Désastre*

Chantier de construction, 17

Chirurgie, 142

Commission de la construction du Québec

registre, 26

Commission de la santé et de la sécurité du travail (C.S.S.T.)

Voir aussi *Cotisation, Dossier (traitement médico-administratif)*

accès au dossier médical, 142

centre de partage de l'imputation, 8

cotisation, 3

décision en matière d'imputation, 9

demande de transfert ou partage des coûts, 8

– refus, 138

mandat, 104

partage des coûts, 25

rôle, 138

site Internet, 6

transfert de coûts, 11

Commission des lésions professionnelles (C.L.P.)

accord, 142

décision en matière d'imputation, 9, 138

maladie professionnelle, 26

Comportement non sécuritaire du travailleur

origine de la lésion professionnelle, 101

Conciliation, 141

Condition intercurrente

effet sur la période de consolidation, 96, 97

notion, 96

situation hors de contrôle de
l'employeur, 110, 117, 122

survenance, 98

transfert de coûts, 96

– accordé, 117

– refusé, 122

Condition personnelle,
68-69, 74

Voir aussi *Condition
intercurrente*

assignation temporaire
(interruption), 99

Contaminant

exposition, 27

Contestation, 137

assignation temporaire, 98

décision d'admissibilité
(nouvelle lésion), 37

décision en matière
d'imputation, 9

maladie professionnelle, 26

partage des coûts

– handicap préexistant,
79-80

Contestation administrative,
141

Contestation médicale, 139

avis du B.E.M., 139-140

Cotisation

calcul, 3-5

classification des unités, 4

risques de lésions
professionnelles, 4

Cure de désintoxication, 96

– D –

**Décision initiale
d'imputation**, 5-6

délai, 145-146

Déficience congénitale, 68

Délai

Voir aussi *Dossier (traitement
médico-administratif)*

découverte d'un fait essentiel,
148

demande de partage ou de
transfert des coûts, 138

– accident du travail attribuable à un tiers, 18

– assistance médicale, 59

– désastre, 131

– handicap préexistant, 81

– lésion due aux soins, à l'omission de soins ou à la réadaptation, 44

– maladie professionnelle associée à plus d'un employeur, 29

– obération injuste, 110

– soumise hors délai en raison de motifs raisonnables, 146

du système de santé, 108, 112

prévu à la loi, 145

– tableau récapitulatif, 151

prolongation, 146

Demande de partage ou de transfert de coûts

communications avec le travailleur, 143

dossier médical du travailleur, 142

impact, 144

preuve devant la C.L.P., 143

refus de la C.S.S.T., 138

Demande de partage ou de transfert de coûts (modèle)

accident du travail attribuable à un tiers, 19

assistance médicale, 60

désastre, 132

handicap préexistant, 83

lésion due aux soins, à l'omission de soins ou à la réadaptation, 46

maladie professionnelle associée à plus d'un employeur, 30

obération injuste, 113

Désastre

conditions d'application, 129

définition, 129-130

demande de transfert de coûts

– modèle, 132

liste de contrôle, 131

réserve constituée par la loi, 129, 131

transfert de coûts, 129

– refusé, 130, 134

Désistement, 141

Dossier (traitement médico-administratif)

délai, 105

erreur de l'agent de la C.S.S.T., 104

notes évolutives des agents de la C.S.S.T., 144

par la C.S.S.T., 104

par le médecin traitant, 107

par le système de santé, 107

– délai, 108

preuve de diligence, 105

situation hors du contrôle de l'employeur, 112, 119, 125

suivi, 137, 142

transfert des coûts, 106-109

– accordé, 119

– refusé, 125

Dossier d'hospitalisation, 39

Dossier médical, 37, 40, 70-71, 76

accès par l'employeur, 142

consentement du travailleur, 143

– modèle, 150

lésion antérieure, 142

motif de la demande, 143

– E –

Employeur

Voir aussi *Cotisation, Demande de partage ou de transfert de coûts, Injustice pour l'employeur, Situation hors de contrôle de l'employeur*

classification, 4

cotisation, 3

dossier de lésion professionnelle, 104

financement du régime, 3

information des sommes portées au dossier, 5-7, 35

transfert ou partage des coûts, 4-5, 7

– impact, 144

Équité, 4

Établissement de santé

assignation à comparaître, 143

Expert médical, 39, 142

Expertise médicale, 40, 144

– F –

Fait essentiel

notion, 148

Fin d'emploi

indemnités versées au travailleur

– sommes imputées à l'employeur, 6-7

Frais de déplacement, 56

– G –

Grossesse, 69, 96

– H –

Handicap

Voir *Travailleur déjà handicapé*

– I –

Imputation, 3, 5-6

Indemnité de remplacement du revenu

suspension du versement

- absence de collaboration du travailleur, 103

transfert de coûts, 107

Injustice pour l'employeur

Voir aussi *Obération injuste*

assignation temporaire (interruption), 99

condition intercurrente, 96

– J –

Jurisprudence, 137

– L –

Lésion professionnelle

diagnostic, 141

transfert et partage des coûts, 7

Lésion professionnelle due aux soins, à l'omission de soins ou à la réadaptation

admissibilité, 36

- contestation, 37
- décision, 37
- nouveau diagnostic, 37
- rapport médical, 37

atteinte permanente, 36

coûts de l'assistance médicale, 36

demande de transfert, 36

- modèle, 46

diagnostic, 43, 141

lien entre la lésion et l'activité accomplie, 41

liste de contrôle, 44

mandat d'expertise, 48

nouvelle lésion professionnelle, 35

- complication, 37-38
- conséquence prévisible de la lésion profession-nelle d'origine, 38
- nécessité, 38
- preuve médicale, 39, 42

preuve de la relation, 39

- dossier d'hospitalisation, 39

– expert médical, 39

– rôle du médecin-conseil
de l'employeur, 40

transfert de coûts, 35

– accordé, 49

– circonstances, 40-41

– modalités, 36

– refusé, 42, 52

Lésion psychologique, 71-72

– M –

Maladie professionnelle

obération injuste, 94

sommes imputées à
l'employeur, 7

**Maladie professionnelle
associée à plus d'un
employeur**

demande, 25

– modèle, 30

histoire occupationnelle
du travailleur, 26

identification des autres
employeurs, 26

liste de contrôle, 29

opposition des autres
employeurs, 25

partage des coûts, 25

– accordé, 32

– refusé, 28, 33

travail de nature à engendrer
la maladie professionnelle,
27

– analyse des tâches, 27

– date d'apparition des
symptômes, 28

– littérature médicale, 28

– preuve, 27

**Manque de collaboration du
travailleur**

Voir *Absence de collaboration du
travailleur*

**Médecin-conseil de
l'employeur**

nouvelle lésion
professionnelle, 40

Médecin traitant

bonne foi (présomption), 108

traitement du dossier, 107

Médicament, 56

Mutuelle de prévention, 4

– N –

Négligence du travailleur

demande de transfert, 102

indemnisation par la C.S.S.T., 101

limitations fonctionnelles cachées, 102

origine de la lésion professionnelle, 101

responsabilité de l'employeur (laxisme), 102

situation, 101

  – hors du contrôle de l'employeur, 111, 118, 124

transfert de coûts, 101

  – accordé, 102, 118

  – refusé, 124

– O –

Obération injuste

Voir aussi *Injustice à supporter les coûts d'une lésion*

cumul des motifs, 94-95

demande de l'employeur, 94

objet, 94

situation, 93, 95

terminologie, 93

transfert des coûts, 93

Orthèse, 56

– P –

Partage des coûts, 5, 7-8

Voir aussi *Maladie professionnelle associée à plus d'un employeur, Travailleur déjà handicapé*

circonstances, 25

conseils pratiques, 137

définition, 7

demande, 8

Physiothérapie, 55, 96

Preuve

accident du travail attribuable à une personne externe

  – contribution du tiers, 14

  – injustice créée à l'employeur, 15-17

avis médical, 76

devant la C.L.P., 143

nouvelle lésion professionnelle, 39, 42

travail de nature à engendrer une maladie professionnelle, 27

travailleur déjà handicapé au moment de la lésion, 67, 70

traitement du dossier, 105, 107

Prothèse, 56

– R –

Rapport médical, 37, 70-71, 98

accès par l'employeur, 142

Réadaptation

Voir aussi *Lésion professionnelle due aux soins, à l'omission de soins ou à la réadaptation*

condition intercurrente, 96, 97

Rechute

sommes imputées à l'employeur, 6

Récidive

sommes imputées à l'employeur, 6

Régie des rentes du Québec

histoire professionnelle d'un travailleur, 27

Régime rétrospectif, 3

– S –

Sécurité

négligence du travailleur, 102-103

Situation hors de contrôle de l'employeur

circonstances, 109

demande de transfert des coûts

– modèle, 113

liste de contrôle, 110-112

transfert des coûts, 109, 120, 126

– accordé, 117

– refusé, 122

Société de l'assurance automobile du Québec, 16

Soins (ou omission de soins)

Voir *Assistance médicale, Lésion professionnelle due aux soins, à l'omission de soins ou à la réadaptation*

Système de santé

traitement du dossier, 107

– délais, 108, 112

– T –

Table des durées maximales de consolidation, 78, 80

Tarification, 3

vérification auprès de la C.S.S.T., 5

Taux de l'unité, 3, 4

Taux personnalisé, 3

Test diagnostique, 142, 144

Tiers

Voir *Accident du travail attribuable à une personne externe*

Transfert de coûts, 5, 7-8

Voir aussi *Accident du travail attribuable à une personne externe, Désastre, Injustice à supporter les coûts d'une lésion professionnelle, Lésion professionnelle due aux soins, à l'omission de soins ou à la réadaptation, Situation hors de contrôle de l'employeur*

conseils pratiques, 137

définition, 7

demande, 8

Travail

et maladie professionnelle, 27

Travailleur

Voir aussi *Dossier médical*

communications avec l'employeur, 143

dossier médical, 142

– modèle de consentement, 150

Travailleur déjà handicapé

dégénérescence, 70

demande de partage de coûts, 94-95

– modèle, 83

état de grossesse préalable à l'accident, 69

fait accidentel banal (éléments), 74

handicap, 67

– âge du travailleur, 69

– à l'état latent, 70

– condition personnelle, 68, 74

– déficience congénitale, 68

– notion, 68

– psychologique, 71

handicap préexistent, 70-71

– avis médical, 73, 76

– conséquences de la lésion, 76

– consolidation de la lésion, 78, 80

– durée maximale des lésions, 79

- effet sur la lésion, 72
- partage des coûts, 78
- relation entre la lésion et le handicap, 75
- survenance de la lésion, 73
- survenance de la lésion et ses conséquences (effet combiné), 77

handicap psychologique, 71-72

liste de contrôle, 81

partage de coûts, 67
- accordé, 87
- contestation, 79-80

- pourcentage, 78
- refusé, 90

preuve, 67, 70, 72, 76

– U –

Unité

classification, 4

taux de l', 4

– V –

Vêtement, 56

Vieillissement du travailleur, 69

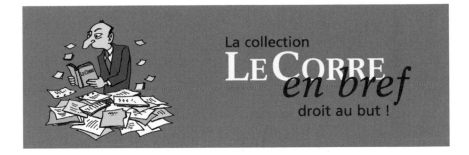

La surveillance de vos employés : où, quand, comment ?

Collection Le Corre en bref, volume 1

Isabelle Lauzon et Linda Bernier

2007 • 978-2-89635-119-0
130 pages • 42,95 $

Plusieurs lois viennent encadrer le droit de l'employeur de surveiller ses employés. Ce volume identifie les limites légales des modes de surveillance les plus fréquemment utilisés en relations du travail.

Aperçu de la table des matières

La surveillance vidéo au travail
• Dans quelles circonstances?
• Le contrôle des caméras

La filature
• Dans quelles circonstances?
• La valeur de l'enregistrement obtenu

La surveillance de l'usage de l'informatique
• Dans quelles circonstances?
• L'adoption d'une politique

L'enregistrement de conversations
• Dans quelles circonstances?
• La valeur de l'enregistrement obtenu

La fouille
• Dans quelles circonstances?
• La procédure de fouille

Chaque chapitre comporte une liste de contrôle, des modèles et de nombreux exemples de cas vécus tirés de la jurisprudence.

Références des décisions citées

Index analytique

Comment traiter une plainte de harcèlement psychologique

Collection Le Corre en bref, volume 2

Marie-Josée Sigouin et Linda Bernier

2007 • 978-2-89635-125-1
156 pages • 42,95 $

Ce volume analyse les lignes directrices établies par les différents tribunaux et vous permet en tant qu'employeur de faire une enquête efficace et de respecter vos obligations de façon raisonnable, dans le maintien de vos droits de direction.

Aperçu de la table des matières

Comment reconnaître le harcèlement psychologique
• L'existence du harcèlement psychologique
• Ce qui ne constitue pas du harcèlement psychologique

Les obligations de l'employeur
• Les moyens raisonnables pour prévenir le harcèlement psychologique
• Les moyens raisonnables pour faire cesser le harcèlement psychologique

L'enquête
• Le processus informel
• Le processus formel

Les suites de l'enquête
• L'absence de harcèlement psychologique
• La présence de harcèlement psychologique
• Le suivi

Chaque chapitre comporte une liste de contrôle, des modèles et de nombreux exemples de cas vécus tirés de la jurisprudence.

Références des décisions citées

Index analytique

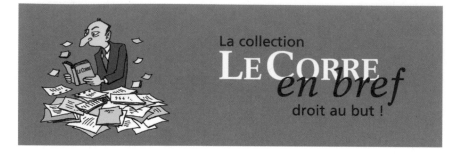

Gérer les problèmes de santé mentale au travail : pourquoi et comment ?
Collection Le Corre en bref, volume 3

Marie-Josée Sigouin, Linda Bernier et Mylène Lussier

2008 • 978-2-89635-147-3
176 pages • 42,95 $

Ce volume traite de l'importance de gérer les dossiers d'absentéisme relié à des problèmes de santé mentale et rappelle vos droits et obligations lors de l'embauche, en cours d'emploi et lors d'un retour au travail et ce, que le problème de santé mentale soit de nature personnelle ou professionnelle.

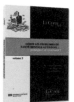

Aperçu de la table des matières

La gestion des problèmes de santé mentale

La prévention des problèmes de santé mentale dès l'embauche

La gestion des problèmes de santé mentale de nature personnelle

La gestion des problèmes de santé mentale attribuables au travail

Chaque chapitre comporte une liste de contrôle, des modèles et de nombreux exemples de cas vécus tirés de la jurisprudence.

Références des décisions citées

Index analytique

L'obligation d'accommodement : mythes et réalités
Collection Le Corre en bref, volume 4

Marie-Josée Sigouin, Linda Bernier et Jean-François Séguin

2008 • 978-2-89635-189-3
180 pages • 42,95 $

Ce volume analyse les principes qui doivent guider vos décisions en matière d'accommodement puis traite concrètement de votre obligation d'accommoder un employé qui allègue avoir fait l'objet de discrimination sur l'un des principaux motifs invoqués en matière d'emploi.

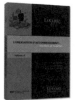

Aperçu de la table des matières

L'abc de l'accommodement

L'accommodement et la grossesse

L'accommodement et les exigences reliées au sexe

L'accommodement et les croyances religieuses

L'accommodement de l'employé handicapé

Chaque chapitre comporte de nombreux exemples de cas vécus et, lorsque cela est pertinent, une liste de contrôle et des modèles.

Références des décisions citées

Index analytique

5 autres guides indispensables aux employeurs

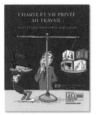

CHARTE ET VIE PRIVÉE AU TRAVAIL

Nous avons répertorié sous un même livre les principaux thèmes où la Charte a été le plus invoquée par les employés, soit la discrimination et l'obligation d'accommodement, le contrôle médical, la vérification, la fouille, la surveillance des employés sous toutes ses formes et la liberté d'expression.

Après un énoncé des grands principes reliés à ces droits fondamentaux, des tableaux illustrent de façon pratique les cas vécus et vous indiquent les interventions des employeurs qui ont été jugées raisonnables ou non par les tribunaux.

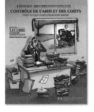

LÉSIONS PROFESSIONNELLES : CONTRÔLE DE L'ABUS ET DES COÛTS

Ce guide présente des stratégies de gestion utiles à une juste compensation des salariés, à l'exercice par l'employeur de ses droits prévus par la loi et de son pouvoir disciplinaire. Il propose notamment des moyens concrets pour détecter et gérer les abus, une présentation claire des règles de l'imputation des coûts qui permettent de réduire la facture à la C.S.S.T. et des régimes de tarification qui fondent le calcul des cotisations.

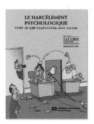

GESTION MODERNE DE LA DISCIPLINE

Cet ouvrage vous permettra d'exercer votre propre jugement en ayant tous les outils pour soupeser vos décisions, de constituer votre dossier d'une façon positive, humaine et efficace et de défendre vos décisions en cas de plainte. Plus de 50 situations sont analysées et pour chacune, vous trouverez la mesure disciplinaire applicable et les modèles de lettres qui en découlent, le tout illustré de cas vécus tirés de la jurisprudence.

LE HARCÈLEMENT PSYCHOLOGIQUE

Ce guide vous aidera à concevoir et à mettre en place une politique prohibant le harcèlement psychologique au travail et un processus de traitement des plaintes. Les solutions et règles proposées dans ce volume pratique et accessible sont abondamment illustrées d'exemples et de modèles.

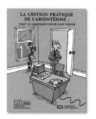

LA GESTION PRATIQUE DE L'ABSENTÉISME

L'absentéisme est une situation difficile à gérer, tant par ses causes multiples que par l'aspect disciplinaire, ou non disciplinaire, des gestes qu'il faut poser pour en assumer la gestion. Ce guide démystifie les règles pouvant s'appliquer à tous les aspects de la gestion de l'absentéisme. Il offre aux gestionnaires des réponses claires et concises à l'aide de tableaux récapitulatifs, d'exemples, de mises en garde et de rappels pratiques.

GestionPlus

GESTION PLUS Info-employeur

Soyez informé au moment utile et en peu de mots. Le bulletin *Gestion Plus* analyse pour vous l'état des lois du travail et résume les décisions importantes rendues en vertu de ces lois. Les informations y sont présentées dans une forme qui vous mène directement à l'essentiel.

BON DE COMMANDE • *Examen gratuit 30 jours*

o Je désire recevoir _____ exemplaire(s) du volume **LA SURVEILLANCE DE VOS EMPLOYÉS : OÙ, QUAND, COMMENT ?** au prix unitaire de 53,45 $ (42,95 $ + 7,95 $ de transport + 5 % de TPS).

o Je désire recevoir _____ exemplaire(s) du volume **COMMENT TRAITER UNE PLAINTE DE HARCÈLEMENT PSYCHOLOGIQUE** au prix unitaire de 53,45 $ (42,95 $ + 7,95 $ de transport + 5 % de TPS).

o Je désire recevoir _____ exemplaire(s) du volume **GÉRER LES PROBLÈMES DE SANTÉ MENTALE AU TRAVAIL : POURQUOI ET COMMENT ?** au prix unitaire de 53,45 $ (42,95 $ + 7,95 $ de transport + 5 % de TPS).

o Je désire recevoir _____ exemplaire(s) du volume **L'OBLIGATION D'ACCOMMODEMENT : MYTHES ET RÉALITÉS** au prix unitaire de 53,45 $ (42,95 $ + 7,95 $ de transport + 5 % de TPS).

o Je désire recevoir _____ exemplaire(s) du volume **CHARTE ET VIE PRIVÉE AU TRAVAIL** au prix unitaire de 105,95 $ (92,95 $ + 7,95 $ de transport + 6,95 % de TPS).

o Je désire recevoir _____ exemplaire(s) du volume **LÉSIONS PROFESSIONNELLES : CONTRÔLE DE L'ABUS ET DES COÛTS** au prix unitaire de 105,95 $ (92,95 $ + 7,95 $ de transport + 5 % de TPS).

o Je désire recevoir _____ exemplaire(s) du volume **GESTION MODERNE DE LA DISCIPLINE** au prix unitaire de 147,95 $ (132,95 $ + 7,95 $ de transport + 5 % de TPS).

o Je désire recevoir _____ exemplaire(s) du volume **LE HARCÈLEMENT PSYCHOLOGIQUE** au prix unitaire de 105,95 $ (92,95 $ + 7,95 $ de transport + 5 % de TPS).

o Je désire recevoir _____ exemplaire(s) du volume **LA GESTION PRATIQUE DE L'ABSENTÉISME** au prix unitaire de 105,95 $ (92,95 $ + 7,95 $ de transport + 5 % de TPS).

o Je désire _____ abonnement(s) d'un an (10 numéros) à **GESTION PLUS Info-employeur** au prix de 116,21 $ (102,95 $ + 5 % de TPS + 7,5 % de TVQ).

o Abonnez-moi gratuitement à « *Sans préjudice* », le courriel d'informations sur les parutions récentes des Éditions Yvon Blais. Voici mon adresse électronique : _____

Nom
_____

Titre _____ Raison sociale _____

N° de client _____ N° de commande _____

Adresse _____

Ville _____

Province _____ Code postal _____

Téléphone _____ Télécopieur _____

MODE DE PAIEMENT   o Chèque inclus (à l'ordre des Éditions Yvon Blais)

o Faites-moi parvenir une facture (veuillez signer) : _____

PORTEZ À MON COMPTE   o VISA   o AMEX   o MASTERCARD

Titulaire de la carte _____

Numéro de la carte _____ Date d'expiration _____

Signature du titulaire _____

5 FAÇONS DE COMMANDER

Téléphone : 1 800 363-3047 ou 450 266-1086 • **Télécopieur** : 450 263-9256
Poste : C.P. 180, Cowansville (Québec) J2K 3H6
Courriel : editionsyvonblais.commandes@thomson.com • **Internet** : www.editionsyvonblais.com

Nos prix sont modifiables sans préavis. • N° de TPS : R134665272. Les livraisons sont effectuées entre 9 h 00 et 17 h 00.
3216 • 09 • 2008